まとめてみた

皮膚科

第 2 版

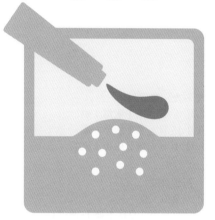

天沢ヒロ

医学書院

〈シリーズ まとめてみた〉皮膚科

発　行　2015年 4 月 1 日　第 1 版第 1 刷
　　　　2020年10月15日　第 1 版第 5 刷
　　　　2021年 9 月 1 日　第 2 版第 1 刷©

著　者　天沢ヒロ
発行者　株式会社　医学書院
　　　　代表取締役　金原　俊
　　　　〒113-8719　東京都文京区本郷 1-28-23
　　　　電話　03-3817-5600（社内案内）

印刷・製本　横山印刷

ISBN978-4-260-04733-3

こんにちは！
天沢ヒロです.

「皮膚科って学習しづらい」

と思っている人は多いでしょう.

　皮膚科の成書を見てもらえればわかりますが, 皮膚科疾患の数はとてつもなく多いです. その上, 似たような名前が多いですし, 難しい漢字が使われているものも少なくありません. さらに, ほとんどの疾患と1対1対応で画像が載っていますが, ○○紅斑と△△紅斑の見た目がどう違うのか全くわからない！ということもしばしば経験があると思います.

　もしかしたら, 医学部の6年間を皮膚科に全振りすれば, すべての疾患を網羅できるかもしれません. ですが, それでは確実に国試に落ちてしまいますよね(笑). 他の科目とのバランスを取らなければいけない以上, もっと効率的な学びが必要です.

　本書は, 従来の「THE 皮膚科」といった教科書ではありません. それらと比べたら, 圧倒的に画像の数が少ないですし, 皮膚科の教科書としては異例な存在だと思います. ですが, それは必ずしも悪いことではないと著者は考えています.

本書は現役医師の私が試行錯誤して，「皮膚科って面白い！」，そう思ってもらえるような内容にしています．もちろん，国試対策も十分に兼ね備えている内容であり，わかりやすさを最重視しています．加えて，臨床に沿った知識も盛り込んでいるので，国試だけにとどまらず，臨床に出てからも役立つような内容になっていると自負しています．

　一言でいうならば，「自分が医学生の頃に，こんな本が欲しかったなぁ〜」というモチベーションで作りました．なので，後輩にあたる皆さんにとって，純粋に楽しめる本に仕上がったのではないかと思っています．とにかくそんな熱い思いを持って今回新たに改訂したので，ぜひとも楽しみながら学んでもらえたら最高に嬉しいです．

2021 年 7 月

天沢ヒロ

　学生時代に常々感じていたのは「もっと読みやすい参考書があれば
な〜」ということでした．今の医学生の国家試験の勉強方法としては，
ビデオ講座＋教科書＋問題集というのが主流ですよね．しかし，受験
のように独学でも勉強したい！と思ったときに，一気にハードルが上
がってしまうことに気がつきました．専門書はある程度全体を理解して
から読むと面白いのですが，初学の場合または国試だけを考えるとオー
バーワークになりがちです．

　そんなときに「専門書ほど詳しくないけれど，医学生が知っておきた
いこと（国試や臨床研修で使えること）だけをまとめたら面白いのでは？」と
考えたのが本書のはじまりです．

　臨床ではAの場合もある，Bの場合もある，Cの場合もあるという
例外的なことに驚くばかりですが，基本を知らなければなにが例外なの
かも分かりません．著者個人の意見ですが，医学生はまず基本を完璧に
することが重要だと考えています．これは受験のときも同様でしたが，
基本を疎かにして応用問題（臨床）を解くことは不可能だと考えるためで
す．基礎をしっかり固めることでどんな問題にも応用をきかせる能力を
身につける，ということに重点を置いて本書を作成しました．

　ただし，（どんな本でもそうですが），1冊だけですべてを網羅すること
は不可能です．「もっと詳しい内容を知りたい！」という方は，「標準医
学シリーズ」（医学書院刊）などを参照するとよいでしょう．詳しすぎる
内容は本書のコンセプトから外れてしまうため，あえて割愛していると
ころもあります（ただし，国試の範囲を網羅するには十分な内容になっています）．

マイナー科目は国試全体の 20~30% 程度を占めますが，年々難しくなってきている内科に比べて差がつきやすく，合否に大きく直結する重要な科目になります．4 問に 1 問はマイナーから出題されると考えたときに，それらに対して自信をもって解けるというのは大きな差ですよね．「マイナーか…勉強不足だ〜」と思うよりも「マイナーきた！差をつけられる」と思えることで，どれほど本番を楽にできるでしょうか．

　また，実際の国試の問題とその解法についても本書で学習できるようにしました．問題に対する思考プロセスをなぞることによって，自ずと解けるようになっていることにびっくりするでしょう．最初は難しく感じるかと思いますが，慣れてくれば非常に応用のきく解き方になっています．有機的に知識がつながる感覚を，ぜひ皆さんも体験してみてください．何度も解き直すことにより，その威力を実感できると思います．

　また，章の分け方も著者オリジナルに設定しました．章ごとに記憶しておくことにより，頭の中で整理することがやさしくなるように工夫しました．皆さんの理解に少しでも貢献できればと願っております．

2015 年 3 月

天沢ヒロ

目 次

0 皮膚科のキモ
　画像の丸暗記は必要ない！ ··· 001

1 言葉の定義
　皮膚科の世界へようこそ！ ··· 003

2 湿疹
　湿疹≒皮膚炎 ··· 013

3 紅斑
　画像ではなく病歴で解く！ ··· 022

4 細菌・ウイルスによる皮膚感染症
　内科の感染症にも通ずる ··· 035

5 真菌・原虫による皮膚感染症
　皮膚科特有の感染症が多い ··· 054

6 合併症としての皮膚病変
　皮膚をみれば基礎疾患がわかる！ ··································· 065

7 水疱症
　口腔内病変の有無が鍵！ ··· 079

8 角化異常
　審美的な問題も軽視できない ······································· 090

9 経過観察
　放っておいて消えるかどうかに注目！ ······························· 102

10 悪性腫瘍
　全身どこの皮膚からも発生する ····································· 113

11 神経皮膚症候群
　みんなが嫌がるところは差がつく ··································· 129

12 **光線過敏症**
光が弱点となる ··· 140

13 **褥瘡**
超高齢社会では避けられない ······················· 149

14 **その他**
余裕があれば学びたいところ ······················· 161

15 **徴候・検査・治療まとめ** ························ 180

16 **天沢流キーワード術** ···························· 182

索引 ··· 207

解いてみた

言葉の定義 ……………………………………………… 010

湿疹 ……………………………………………………… 019

紅斑 ……………………………………………………… 029

細菌・ウイルスによる皮膚感染症 …………………… 045

真菌・原虫による皮膚感染症 ………………………… 061

合併症としての皮膚病変 ……………………………… 072

水疱症 …………………………………………………… 085

角化異常 ………………………………………………… 096

経過観察 ………………………………………………… 109

悪性腫瘍 ………………………………………………… 122

神経皮膚症候群 ………………………………………… 134

光線過敏症 ……………………………………………… 145

褥瘡 ……………………………………………………… 154

その他 …………………………………………………… 169

総合問題 ………………………………………………… 185

✎ チェック問題 ………………………………………… 193
※添付の赤シートをご利用いただけます.

コラム

貨幣状湿疹 ··· 015

湿疹で色素沈着を残す理由 ····································· 016

ほかにもある重症薬疹の見分け方 ··························· 025

ブドウ球菌性熱傷様皮膚症候群（SSSS） ··············· 037

皮膚結核 ··· 038

帯状疱疹をみたらどこまで悪性腫瘍を考える？ ··········· 040

マラセチア属のもう1つの顔 ·································· 057

なぜ乾癬は夏に軽快するのか ································· 092

苔癬と苔癬化は異なる ·· 094

有棘細胞癌を発見!? ·· 118

褥瘡に消毒薬は必要なのか ····································· 152

白斑は内科ともリンクする ····································· 161

抜毛症 ··· 162

装丁・本文デザイン　加藤愛子（オフィスキントン）

画像の丸暗記は必要ない！

皮膚科のキモ

◆皮膚科に画像は必要ない!?

　さっそくですが，問題です．右の疾患はなん
でしょうか？

　この画像だけでも診断できますが，なかなか
難しくありませんか？　「こんなの，基底膜の下
に裂隙があるから，水疱性類天疱瘡じゃん」と
皮膚科を勉強したばかりならいえるかもしれま
せん．……ですが，他の科の勉強をしているう

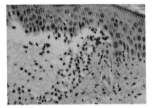

99F36

ちに忘れちゃうよ！というのが本音ではないでしょうか（笑）．

◆皮膚科が得意になる魔法の解き方

　昔は，私も**画像で一発正解**を狙っていました．だって，見た瞬間に診断で
きるってカッコイイじゃないですか？　しかし，皮膚科を得意にするために
はそれでは難しいです．結論から先にいえば，**病歴を重視し，画像は補助的
に使う**のが最適解です．私は医学生時代にこの方法に変えてから，ぐんぐん
成績がアップしました．

　昔から「皮膚科は見てナンボの学問」といわれていますが，それには**経験**
が必要です（当たり前ですね）．その機会がまだない医学生の皆さんにとって，
それは不可能というものです．つまり，画像一発診断というのは夢のまた夢
の話なのです．トホホ……．

　一方，**病歴のない所見など臨床現場では皆無**です．これは皮膚科も例外で
はありません．病歴を重視するというのは皮膚科を専門にしていなくとも使
えるやり方であり，みてナンボの経験不足を補える唯一の方法です．

実際に，国試の問題は病歴から推測することでほとんど解けます．ただ，中には病歴で解くのが難しい問題も含まれています．それを聞くと不安に思ったかもしれませんが，安心してください．**病歴が難しいときの画像は非常に典型的である**（簡単である）ことが国試の特徴です．ここから導き出せるのは，**画像は典型的なものだけをおさえておけばよい**という事実です．すべての皮膚画像を調べ尽くす＆覚えるというのはとても無理ですし，皮膚科が嫌いになる＆得点が思うように伸びない原因となります．

　まとめると，本書では画像一発診断を目指すのではなく，国試ひいては研修医以降になってからも使える，**病歴重視のやり方**を大切にしています．初学者ならば，**疾患ごとのイメージ**を持てるようになることをまずは優先してください．本書を何周かして，病歴から推測できるようになれば，国試の皮膚科など楽勝です．

1 言葉の定義

皮膚科の世界へようこそ！

　まずは皮膚科特有の用語を会得しましょう．一見，遠回りのように感じるかもしれませんが，**それぞれの言葉がどんな意味を持って使われているのか**を知ることで，圧倒的に理解が深まります．反対に，皮膚科特有の用語を後回しにしてしまうと，各疾患の理解が不十分になり，結果的に遠回りになってしまいます．

◆「皮疹」はなんでもあり

　皮膚科診療では，"見た所見を適切な用語で表現する"ということはとても重要です．なぜなら，適切な用語で表現することができるというのは，皮膚所見を正しく読み解き，それを他者と共有できることを意味するからです．

　しかし逆にいうと，皮膚科のことをよくわかっていない人が専門用語を使うと，とんでもない間違いを生じうる危険性があります．たとえば，本来は「膨疹」と表現すべきものを「丘疹」と表現すれば，考えることや鑑別が全く異なってきてしまいます．

　このように，専門用語というのはよくも悪くも**用いた人の解釈がすでに含まれている**というわけです．

　では，試験ではこれがどう働くのかというと……知っていればかなり有利に働きます．どうしてかというと，出題者（プロ）の解釈がすでに入っている**＝大きなヒントをもらえるため**です．用語がわからないとこのヒントを享受することができません．これを逃す手はありませんよね！

　国試において用語の重要性はわかってもらえたことでしょう．それでは，

実際に働き始めてからはどうでしょうか？ 皮膚所見を解釈するのは自分になるわけですから，試験とは異なります．

「皮膚科の先生に診てもらえばいいや〜」

と思うかもしれませんが，コンサルテーションを出すにしても，何を解決してほしいのか？を明確に記載しなければなりません．ただ先ほどもいったように，用語の間違えはミスコミュニケーションを生じます．

そんなときに使える便利な用語を教えておきましょう！ それは……「**皮疹**」です．これは皮膚の異常所見の総称を意味する用語です．情報としては，それ以上でもそれ以下でもありませんが，どんな皮膚病変にも使える万能戦士です．「○○（場所）に皮疹があります」とコンサルトすれば，皮膚病変がよくわからなくてもなんとかなるわけです．

◆湿疹三角は覚えない⁉

一度はどこかでみたことがある図でしょう（**図1-1**）．皮膚科疾患を学ぼう！と意気揚々に勉強を始めても，多くの医学生が挫折する＆嫌になる原因の1つがこれですよ……．多くの教科書が湿疹三角から学ぶことを強要してきます．たしかにある程度学習した人が「湿疹」を理解する上では非常に明解です．しかし，初学者にはいきなり荷が重すぎます．穴埋め問題として出せばいいので，卒業試験などには出しやすいのかもしれません．ですが，これを完璧に覚えたとしても，湿疹そのものを理解できるようになるわけではありません．ましてや，実際の患者さんの皮膚所見がわかるはずもありません．

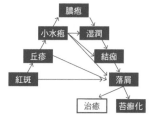

図1-1 湿疹三角

では，なぜこの湿疹三角から学ばせようとするのでしょうか？ たかが湿疹……と思うかもしれませんが，実際の臨床で"湿疹"と診断するのは案外難しいからです．事実，よく誤診されます．それは次の理由のためです．

湿疹　→　100人いれば100通りの湿疹がある！

つまり，「湿疹」と一言でいっても，人によって様々な様相を呈するというわけです．ですので，湿疹の皮膚画像はこれ！と1対1対応で覚えるのは無意味です．その多様性を表現するために，湿疹三角が必要というわけですね．

とはいえ，初学者が十人十色の湿疹から入ると間違いなく，ヤケドします（笑）．ですので，まずは定義だけを覚えておいてください．湿疹の定義は**表皮の炎症**（≒**皮膚炎**）です．炎症ですのでサイトカインが放出され，かゆみを生じます．

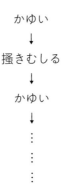

かゆい
↓
搔きむしる
↓
かゆい
↓
⋮
⋮
⋮

と，負の連鎖が続くため，湿疹は治りにくくもあります．これは経験者も多いのではないでしょうか．

ついでに，ぜひ知っておいてほしいことは，**湿疹のコントロールは色でみる**ということ．赤色は現在進行系（活動性）で，茶色は治りかけていると判断してください．湿疹については，とりあえずこんなところですかね．

赤色の湿疹　→　現在の炎症
茶色の湿疹　→　過去の炎症

◆膨疹は急に出て急に消える

　膨疹は**真皮の浮腫**を表現した言葉であり，皮膚が限局的に盛り上がってみえます（**図1-2**）．表皮の変化ではないのが，湿疹との明確な違いです．

　疾患として，**蕁麻疹**が１対１対応であることを覚えておきましょう．蕁麻疹はほとんどがⅠ型アレルギーによるもので，基本的には数時間程度（遅くとも24時間以内）で**痕を残さずに消失する**というのが特徴です．Ⅰ型アレルギーのため，抗ヒスタミン薬（内服）が有効です．

膨疹　→　蕁麻疹をまず考えよう！

　なお，蕁麻疹では先端の鈍なもので皮膚をこすると紅色の皮疹を誘発することが知られています．この方法を**皮膚描記法**といいます（**図1-3**）．

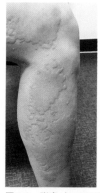

図1-2　膨疹（112C25）

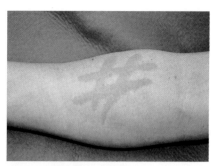

図1-3　皮膚描記法（109B23）

◆紅斑は炎症を示唆する

　紅斑は，**毛細血管の拡張**を反映した所見であり，炎症などを背景に生じます．見た目としては，ほんのりとピンク色にみえるのが典型的ですね．

　ポイントは，血管拡張だけですので**圧迫すれば消える**ということです．紅斑自体は非特異的な所見ですが，中には特徴的なものもあるので，後ほどしっかり学んでいきたいと思います．

◆紫斑は内出血を示唆する

　紫斑は，**皮内出血**を反映した所見であり，その名の通り紫色にみえます（**図 1-4**）．皆さんも身体のどこかをぶつけた後に，紫斑ができた経験はきっとあることでしょう．

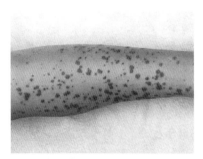

図 1-4　紫斑（113B32）

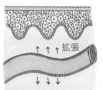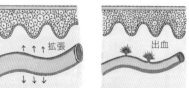

紅斑　　　　　　　　　　紫斑

図 1-5　紅斑と紫斑の組織像の違い

　紫斑（皮内出血）は紅斑（毛細血管の拡張）と違って，血液が血管外に漏出した状態なので，**圧迫しても消えない**のがポイントです（**図 1-5**）．紅斑と紫斑は一見区別がつけがたいこともあるので，ガラスの棒で圧迫して鑑別をします．これを**硝子圧法**といいます（**図 1-6, 7**）．**図 1-7** では硝子棒で圧迫しても皮疹が消えていないのがわかりますね．

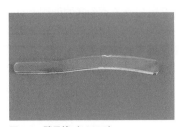

図 1-6　硝子棒（104D3）

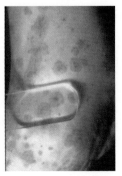

図 1-7　硝子圧法（106F25）

◆まず覚えるべき言葉のまとめ

さて，ここまで皮膚科専門用語をみてきましたが，とりあえず知っておくべきはこれだけです．最後にまとめておきます．

重要 **よく用いる皮膚科専門用語**

① 皮疹　→　すべての皮膚異常所見の総称
② 湿疹　→　多種多様な表皮の炎症
③ 膨疹　→　真皮の浮腫で，蕁麻疹とほぼ 1 対 1 対応
④ 紅斑　→　毛細血管の拡張
⑤ 紫斑　→　皮内出血

ほかにも，母斑とか角化症といった専門用語もあるのですが，これらは各疾患と合わせて覚えたほうが効率がよいです．ですので，まずは上記 5 つを定義とともにおさえておいてください．

疾患のまとめ　言葉の定義

蕁麻疹

病態	Ⅰ型アレルギー
病態生理	真皮の浮腫（膨疹）
検査	皮膚描記法（紅色）
治療	抗ヒスタミン薬
予後	24時間以内に痕を残さずに消失する

解いてみた
言葉の定義

103C8 改変

表皮の炎症がみられるのはどれか.

a 蕁麻疹

b 網状皮斑

c 湿疹

d 結節性紅斑

e 蜂巣炎〈蜂窩織炎〉

思考のプロセス

　表皮の炎症がみられるものといえば,湿疹ですよね.よって,cが正解.他の選択肢はみる必要ありませんが,1点だけ補足しておきます.

　bの網状皮斑は,別名,livedo（リベド）ともいわれるもので,皮膚の末梢循環障害が原因でみられます.そのため,膠原病（SLEなど）や血管炎などで生じることが知られています.もちろん,表皮の炎症ではありません.

99D76

真皮の浮腫が主体の皮疹はどれか.

a　紅斑

b　紫斑

c　膨疹

d　丘疹

e　結節

思考のプロセス

　真皮の浮腫といえば膨疹のことでしたね．よって，c が正解．なお，膨疹は所見名，蕁麻疹は疾患名であることに注意してください．

　一応，他の選択肢もみておきましょう．a は毛細血管の拡張，b は皮内出血，d と e はどちらも皮膚の限局的な盛り上がりを表しますが，d は数 mm 程度と小さく，e は少し大きめで 1〜3 cm 程度の大きさです．

97B49

紫斑の診断に用いる検査はどれか.

a 針反応

b 皮内反応

c 皮膚描記法

d 硝子圧法

e Tzanck 試験

<hr>

思考のプロセス

　紫斑は，一見紅斑との区別が難しいことがあるといいました．実際に見た目の色で分けようとすると失敗することがあります．紫斑と紅斑を間違えると，後に考える鑑別診断が大きく変わってしまうので，区別をすることはとても重要です．最大の違いは圧迫で消失するかどうかでした．これをガラスの棒を使って確かめます．よって，d が正解.

　他の選択肢もみておきましょう．a は Behçet 病，b は I 型アレルギー，c は蕁麻疹（とアトピー性皮膚炎），e は水疱に有用です.

　なお，紫斑は外傷以外だと，血小板や凝固系の異常で生じます．つまり，血液疾患を想定しなくてはいけません．たとえば，ITP，TTP，血小板無力症，vWD，DIC などですね．あとは，Schönlein-Henoch 症候群（IgA 血管炎）も忘れてはいけません.

2 湿疹≒皮膚炎
湿疹

国試の傾向と対策

　前章でもいいましたが，湿疹と一言でいってもその様相は十人十色です．また，たとえ湿疹とわかったとしても，具体的な疾患名を教えてくれるわけではありません．つまり，**湿疹そのものをいくら眺めようと時間の無駄ということです**（なので，画像も載せていません）．幸いなことに，湿疹をきたす疾患自体はそう多くありません．皮膚所見ではなく，何が診断に必要かというと……**病歴です．**

◆アトピー性皮膚炎

　アトピー性皮膚炎はアトピー素因に基づくもので，主に**Ⅰ型アレルギー**が関与します．先天的に皮膚のバリア機能が低下してしまい，外部からの刺激因子に弱い状態となっています．また，かゆみに対して皮膚を搔きむしることで，感染のエントリーとなってしまうことも知られています（→P.65 アトピー性皮膚炎の合併症）．

　そんな，アトピー性皮膚炎は「湿疹」をきたす代表格です．特徴として，**肘屈曲部に好発**と**左右対称性**の２つを覚えておきましょう！　つまり，「両側肘屈曲部の湿疹」をみたら，アトピー性皮膚炎を考えるのが定石です．アレルギーが主たる機序ですので，治療には**ステロイド外用薬**を用います．

　なお，蕁麻疹では皮膚をこすった部位に紅色の皮疹が誘発されて，これを**皮膚描記法**といいましたね．アトピー性皮膚炎でも類似した反応がみられますが，こちらの場合は白色の皮疹をきたします．

> **重要** **皮膚描記法まとめ**
>
> ① 蕁麻疹 → 紅色の皮疹
> ② アトピー性皮膚炎 → 白色の皮疹

◆接触皮膚炎

接触皮膚炎はいわゆる "かぶれ" です．外的刺激（食物，金属，化粧品など）に接触して生じるもので，**Ⅳ型アレルギー**が関与します．そのため，「何かしらに接触した後に生じた湿疹」がキーワードです．

Amasawa's Advice

接触歴 → 接触皮膚炎をまずは考えよう！

治療は，とにかく**接触源を避けること**です．この接触源が何かを特定したければ**パッチテスト**を行います．なお，できてしまった皮膚の炎症（≒湿疹）に対しては，ステロイド外用薬が有効です．

◆脂漏性皮膚炎

脂漏性皮膚炎の国試での出題はあまりありませんが，日常臨床でよく出会うので触れておきます．「皮脂の分泌が盛んな部位にできる湿疹」であり，**乳児や高齢者の頭部に好発**します．対処方法としては，余分な皮脂を落とすためにしっかりと**洗髪/洗顔**することが重要です．なお，できてしまった皮膚の炎症（≒湿疹）に対しては，ステロイド外用薬が有効です．

Amasawa's Advice

乳児・高齢者の頭部の湿疹 → 脂漏性皮膚炎

　ちなみにですが，逆に洗いすぎて皮脂がなくなっても湿疹ができてしまいます．これを**皮脂欠乏性湿疹**といって，こちらは**保湿**をすることが重要です．

〜貨幣状湿疹〜

　高齢者の四肢（**特に下腿伸側**）に好発する湿疹で，**まるっこい形状**なのが特徴です．国試でも若干の出題がみられるので，「**高齢者の四肢の丸い湿疹**」ときたら，この貨幣状湿疹も鑑別に挙げられるとよいです．

◆湿疹三角は覚えない!?（Advanced）

　さて，湿疹の話はこれでおしまいです．「なんだ〜〜湿疹ってこれだけでいいのか！」と割り切れたと同時に，「でもやっぱり，皮膚科の基本なのでは……？」と不安に思ったかもしれません．

　国試を解く上ではこれまでの知識で十分なのですが，気になる人が一定数いると思うので，できるだけ煩雑にならないように補足しておきます．皮膚科に興味ない！国試だけ通ればいい！と思っている人は読み飛ばしてもかまいません．

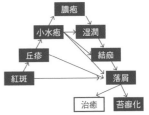

図 2-1　湿疹三角（図 1-1 再掲）

　湿疹を理解するためには，やはり湿疹三角を避けては通れません（**図 2-1**）．そんな湿疹三角を会得するためには成り立ちを知ることです．複雑にみえる湿疹三角ですが，結局何がいいたいのかというと，「**湿疹は必ず紅斑**（赤み）**から始まり，落屑**（ぼろぼろ）**で終わる**」ということ．ここさえ掴めば，あとはオマケのようなものです．

　次に，三角形の左側と右側に分けて考えましょう．**左側は紅斑が悪化していった場合，右側はそれが治る過程**を表しています．左側を詳細にみると，どんな湿疹もまずは紅斑（赤み）から始まる．ひどくなると丘疹（ポツポツ），さらにひどくなると小水疱（水ぶくれ），もっとひどくなると膿疱（うみを持った水ぶくれ）になる……ということですね．右側を詳細にみると，湿潤（じゅ

くじゅく），結痂（かさぶた），落屑（ぽろぽろ）という過程をたどる……ということです．

　ですので，紅斑（赤み）だけなら湿潤（じゅくじゅく）という治癒過程にはならないということがわかります．逆に，湿潤（じゅくじゅく）をみたら，小水疱（水ぶくれ）あるいは膿疱（うみを持った水ぶくれ）をたどったのだろうと推測できます．つまり，経過が悪い湿疹だったということがわかるわけですね．

　ただ実際の臨床では，これらの所見が複数混在していることも多いですし，クリアカットにいくほうがむしろ稀です．加えて，見た目だけでは他の皮疹と区別がつかないということもしばしば経験します．皮膚科医はそれを重々承知の上で，診察をしているわけですね．

　ちょっと煩雑になっちゃいましたが……要するに，湿疹三角を理解したところで実践に活かすのは難しいってことです（笑）．皮膚科医を目指すわけでないならば，赤ければ炎症の始まり，ポロポロ皮膚が落ちればそろそろ治るかも？ということさえわかっていれば，十分でしょう．

〜湿疹で色素沈着を残す理由〜

　湿疹では色素沈着を残して治癒することがあります．この理由を解説しておきます．湿疹は表皮の炎症でしたね．表皮には**メラニンを産出するメラノサイト**がいます．表皮に炎症が起こると，このメラノサイトも活性化してしまうことがあります．つまり，**メラニンが過剰産出**されてしまうわけですね．これが湿疹で色素沈着を残しうる理由です．第1章で茶色の湿疹は"過去の炎症"を示唆するといいましたが，これがその本質です．

疾患のまとめ ▶ 湿疹

アトピー性皮膚炎

病態	Ⅰ型アレルギー
キーワード	左右対称性＆肘屈曲部の湿疹
増悪因子	乾燥（冬），汗（夏）
合併症	Kaposi 水痘様発疹症，伝染性膿痂疹 気管支喘息，アレルギー性結膜炎・鼻炎，白内障，網膜剝離
検査	**皮膚描記法**（白色） スクラッチテスト，プリックテスト，皮内テスト 好酸球↑，RIST（総 IgE）↑，RAST（特異的 IgE）↑
治療	スキンケア，**ステロイド外用薬**，免疫抑制薬
備考	思春期前に自然治癒することが多い

接触皮膚炎

病態	Ⅳ型アレルギー
原因	食物，金属，化粧品などの外的刺激
検査	**パッチテスト**，リンパ球刺激試験（DLST）
治療	原因物質の除去，ステロイド外用薬

脂漏性皮膚炎

好発	乳児，高齢者の頭部や顔面
治療	洗髪・洗顔，ステロイド外用薬
備考	皮脂欠乏性湿疹では保湿が重要である

解いてみた
湿疹

98A52

6歳の男児. かゆみを伴う皮疹のため来院した. 皮疹は数ヵ月前から頸部と四肢屈曲部とに繰り返し出現している. 母親にアレルギー性鼻炎がある. 体温 36.5℃. 血圧 102/60 mmHg. 胸部は打聴診で異常を認めない. 頸部と両側の肘屈側とに落屑を伴う皮疹を認める. 尿所見：蛋白 (−), 糖 (−). 血液所見：赤血球 420 万, Hb 14.3 g/dL, 白血球 7,300, 血小板 18 万. 血清生化学所見：総蛋白 7.6 g/dL, AST 28 単位, ALT 30 単位.
この疾患でみられる検査所見はどれか. **2つ選べ.**

a 好酸球増加
b リンパ球減少
c IgE 高値
d 血清補体価低値
e リウマトイド因子陽性

思考のプロセス

　かゆみを伴う皮疹が主訴ですが, ここでかゆみがある皮疹とかゆみのない皮疹の鑑別なんて始めないでくださいね（笑）. 皮疹ときたら, 皮膚科疾患に頭を切り替えるだけです. かゆみを伴う皮疹など無数にあり, なんのメルクマールにもなりません.

　本文をみていくと,「四肢屈曲部」とありますね. これはアトピー性皮膚炎を考えるキーワードです. 後ろには「落屑を伴う皮疹」とも書いてありますが, 落屑（ぽろぽろ）があろうがなかろうが鑑別には関係ありません. あえていえることがあるなら, 湿疹の終わりかけかな？ということくらいです. アトピー性皮膚炎はⅠ型アレルギーが主に関与しますので, それに準じたものを選びましょう. よって, a, c が正解.

52歳の女性．頭皮と両耳介の皮疹とを主訴に来院した．数日前に染毛剤を使用した．同時期にシャンプーも変更したという．頭皮と両耳介とに痒みを伴う皮疹を認める．耳介部の写真を次に示す．

この皮疹の原因検索に有用な検査はどれか．

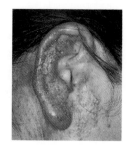

a　針反応

b　皮内テスト

c　パッチテスト

d　プリックテスト

e　スクラッチテスト

思考のプロセス

　皮疹が主訴ですから，皮膚科疾患を考えていきます．皮膚科を学んでいるから当たり前のように感じますが，実際の国試では「科」はランダムに出てくるわけで，この当たり前を大切にしてください．

　病歴を読み進めていくと，「染毛剤を使用」「シャンプーも変更した」とありますね．これらが接触しうる頭皮や両耳介に生じていることから，接触皮膚炎を想起することは難しくないでしょう．

　一応写真をみておくと，明らかに赤くなっていますね．いかにも表皮に炎症が起きているような感じがして，湿疹に矛盾しないと考えられると思います．接触皮膚炎はIV型アレルギーを機序としますので，cが正解．なお，aはBehçet病，b，d，eはI型アレルギーの検査になります．

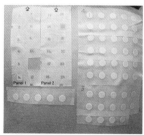

参考　パッチテスト（115F50）

オリジナル

71歳の女性．一ヶ月前から下腿伸側にかゆみを伴う類円形の皮疹が生じ，増悪したため来院した．皮疹は数年前から時々出現しているが，特に冬になると増悪し，乾燥も目立つという．既往歴は特にない．

最も考えられるのはどれか．

a　アトピー性皮膚炎
b　貨幣状湿疹
c　接触性皮膚炎
d　Wiskott-Aldrich 症候群
e　乳房外 Paget 病

思考のプロセス

　1か月前からの皮疹ということですね．かゆみを伴い，増悪寛解を繰り返しているとのことで，湿疹が考えられます．「高齢者の四肢の丸い湿疹」といえば，貨幣状湿疹のキーワードです．よって，b が正解．

　湿疹をきたす疾患の鑑別として，a のアトピー性皮膚炎も考えられますよね．ですが，高齢者になってからアトピー性皮膚炎を発症するというのはかなり稀です．湿疹の好発部位も異なりますよね．また，c の接触皮膚炎も湿疹をきたす疾患の鑑別となりますが，前問のように接触歴がほしいですし，数年間も接触源と接し続けているというのはちょっと変です．d はマニアックですが，小児に湿疹＋血小板減少＋易感染性をきたす伴性劣性遺伝の疾患です．あえて覚える必要はありません．e は湿疹と誤診されやすい悪性腫瘍として知られていますが，アポクリン汗腺のある外陰部や腋窩にみられるものですし，季節によって増悪している点も合いません．

3 紅斑

画像ではなく病歴で解く！

「紅斑」と一言でいっても，教科書をみると結節性紅斑，蝶形紅斑，多形滲出性紅斑……などたくさんの種類がありますよね．一体これらをどうやって見分ければよいのかと途方に暮れていませんか？　もう，心配はいりません.

◆皮膚科だからと解き方を変える必要はない

　第1章でお話しましたが，紅斑は**毛細血管の拡張**を示唆します.「赤っぽいから紅斑かな？」くらいのラフな感じで捉えてください.

　つまずく原因はその先にあります．勉強熱心な医学生ほど「その紅斑はどんな紅斑か？」という非常にレベルの高いことをしようとします．冒頭でもいいましたが，見てナンボの皮膚科医と同じことなどできるはずがありません.

　では，皆さんは具体的にどうしたらよいのか．それは，皮膚科だからと特別視するのではなく，内科と同じように**病歴を重視する**のです．つまり，画像を見てどんな紅斑なのか？と考えるのではなく，後ろに隠れている疾患を病歴から推定するという方法です．実際に国試では，見た目の判別ができなくともほとんどの問題を解くことができます.

　そのため，本書では画像をはって，これぞナントカ紅斑！みたいな皮膚科の成書のようなテイストにはしていません．国試でそこまでを求められても無理ですし，将来的に役に立ちません.

もちろん，それぞれの特徴的な紅斑の名前と疾患をリンクさせておく必要はあります．ここは試験対策と思って割り切ってください．しかし，画像から一発でいい当てられる必要はないということです．たとえば，蝶形紅斑がSLEで生じることは知らなければいけませんが，画像が本当に蝶形紅斑なのかという判断は勉強すればするほど難しいことがわかります．ですが，他の病歴（発熱，関節痛，光線過敏症，ループス腎炎など）があれば，自信を持って蝶形紅斑といえるでしょう．

3

紅斑

> **Amasawa's Advice**
>
> 💡 紅斑をみたら，病歴から背景疾患を推定しよう！

◆まずは薬疹を除外しよう

国試の突破は命題ですが，本書ではできるだけ，臨床に出てからも役立つ知識として残るように工夫しています．臨床に出てからも「どんな紅斑か？」という視点は非専門医には求められませんし，病歴から推定可能なこともやはり多いです．

その中でも，皆さんに絶対おさえておいてほしいのが「**紅斑をみたら，まずは薬疹を除外すること**」です．もちろん，何らかの疾患に伴う特徴的な紅斑かもしれませんし，ただの湿疹の始まりかもしれません．しかし，見逃したらまずいのは薬疹なんですよね．ただの湿疹がわからなかったとしても，自然治癒する可能性が高いですし，大した問題にはなりません．一方，薬疹の場合は患者さんを治しているつもりになっていても，実は自分が投与した薬が害を与え続けるという皮肉なことになっているわけです．

特に少し前からの**服薬歴**があれば，可能性が高いです．被疑薬として，抗菌薬，NSAIDs，抗けいれん薬あたりが有名ですが，どんな薬でも起こりえます．とにかく必要なことは**原因薬剤の中止**であり，起きてしまった皮疹に対しては，ステロイド投与を検討します．原因薬剤の推定にはパッチテストやリンパ球刺激試験（DLST）が有用です．これらはどちらもⅣ型アレルギーの検査となります．

◆重症度をしっかり区別すべし

　「紅斑＋服薬歴」から薬疹を疑うことは，意識さえしていれば大丈夫だと思います．実際には紅斑以外の表現型もあるので，<u>いつ何時でも薬疹を疑う心持ちでいるくらいがちょうどよいです</u>．そんな薬疹についてもう１つだけ絶対に知っておくべき点があります．それは**重症度を明確に分けること**です．それぞれに移行したと考えるポイントをしっかりおさえておきましょう．

> **重要　薬疹の重症度**
>
> 　　軽症〜中等症　　多形滲出性紅斑
> 　　重症　　　　　　Stevens-Johnson 症候群（SJS）
> 　　最重症　　　　　中毒性表皮壊死症（TEN）

　軽症の薬疹は紅斑がポツポツ散在する程度ですが，これが環状に大きくなって盛り上がったものを**多形滲出性紅斑**といいます．

　上記に，**粘膜病変（特に眼や口腔内）が加われば重症である Stevens-Johnson 症候群（SJS）に移行した**と考えます（図3-1）．ここは確実におさえておいてください．実際の臨床でも，<u>薬疹を疑った際には粘膜病変の有無は 100％カルテ記載しておくべき事項</u>です．

　さらに，**Nikolsky 現象が陽性になれば，最重症である中毒性表皮壊死症（TEN）に移行した**と考えます（図3-2）．Nikolsky 現象とは，<u>正常部位の皮膚をこするとその皮膚が剥がれる（びらんを生じる）現象</u>です．Nikolsky 現象は他の疾患でもみられるため，Nikolsky 現象→ TEN と１対１対応にはなりませんが，病歴と合わせれば間違うことはないでしょう．

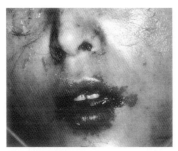

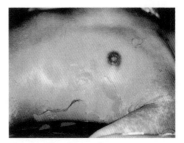

図 3-1　SJS（103C28）　　　　　　図 3-2　TEN（100A7）

Amasawa's Advice

服薬歴+粘膜病変（+）　　　　　　　　　→ SJS
服薬歴+粘膜病変（+）+ Nikolsky 現象（+）→ TEN

〜ほかにもある重症薬疹の見分け方〜

　国試では**粘膜病変**と **Nikolsky 現象**の有無で，重症度をクリアカットに分けられれば十分ですが，ほかにも重症薬疹の見分け方があることは知っておいてください．

　まず，SJS や TEN では紅斑以外にびらんや水疱など**皮膚所見が派手**になるのが特徴的です．それから，びらんが体表面積全体の **10 % 未満を SJS**，**30 % 以上を TEN** とする考え方もあります（10〜30 % は overlap）．また，皮膚所見だけでなく，**発熱**を生じたときも重症薬疹を考える根拠となります．

◆特徴的な紅斑をおさえよう

　繰り返しになりますが，紅斑をみたらまずは薬疹を除外することから始めます．薬疹を疑う病歴がなければ，次に考えるのは「何か特徴的な紅斑ではないか？」ということです．重要なのは，画像ではなく病歴から考えるということでしたね．ここで扱うものはちょっと暗記に傾きますが，知っていれば解けるところなので，一度学べば得点に直結しやすいともいえます．

★蝶形紅斑

冒頭でも例に挙げましたが，**SLE** に特徴的ですね．SLE については，膠原病科で復習しておいてください．

★結節性紅斑

下腿に好発し，痛みを伴います（**図3-3**）．ちょっと細かいですが，潰瘍化しないこともポイントです．**Behçet 病**に生じることで有名ですね．Behçet 病の4大症状は，結節性紅斑，口腔内再発性アフタ性潰瘍，有痛性外陰部潰瘍，前房蓄膿（ぶどう膜炎）です．特に口腔内再発性アフタ性潰瘍は98％とほぼ必発ですので，結節性紅斑だけでなく，総合的に判断することがやはり大切です．

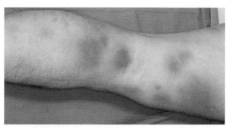

図3-3　結節性紅斑（110I79）

★バザン硬結性紅斑

下腿に好発します．結節性紅斑と違い，潰瘍化するのがポイント．こちらは**皮膚結核**に生じます．国試では必ず結核を示唆する所見（たとえば，病理での乾酪壊死や Langhans 巨細胞など）があるので，そちらを頼りに診断しましょう．

★環状紅斑・輪状紅斑

ほとんど出題はありませんが，環状紅斑は **Sjögren 症候群**，輪状紅斑は**リウマチ熱**で生じうるものです．

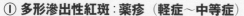

重要 **紅斑まとめ**

① 多形滲出性紅斑：薬疹（軽症〜中等症）
② 蝶形紅斑：SLE
③ 結節性紅斑：Behçet 病
④ 硬結性紅斑：結核
⑤ 環状紅斑：Sjögren 症候群
⑥ 輪状紅斑：リウマチ熱

◆画像とにらめっこしない

　あえていう必要はないかもしれませんが，過去に出題があったからといって，闇雲に画像を覚えようとするのは無意味です．仮にすべての画像を覚えたとしても，少し画像が変わってしまえば解けなくなってしまうことは明白でしょう．そんな危なっかしい解き方ではなく，すべての科を学ばなくてはいけない皆さんにしかできない**多角的な視点をもっと大事にすべき**です．これは，国試後にも必ず役に立ちます．

　皮膚所見から一発診断！というのはかなり魅力的にみえますが，実際の臨床ではなかなかそんな場面はありません．たとえば，多形滲出性紅斑や結節性紅斑は，感染症や自己免疫疾患など他の原因でも生じることが知られています．専門医でも（というか専門医ほど）**総合的に判断している**のです．ここを理解してもらえさえすれば，皮膚科が得意になることを保証しますよ！

薬疹

原因	薬剤（抗菌薬，NSAIDs，抗けいれん薬など）
軽症〜中等症	様々な皮疹がみられる（蕁麻疹や多形滲出性紅斑など）
重症（鑑別ポイント）	Stevens-Johnson 症候群（粘膜病変や発熱）
最重症（鑑別ポイント）	TEN（Nikolsky 現象）
検査	パッチテスト，リンパ球刺激試験（DLST）
治療	原因薬剤の中止，ステロイド，免疫抑制薬，血漿交換療法
備考	びらん面が 30％以上でも TEN と診断する

解 い て み た
紅斑

98H7

多形滲出性紅斑の重症型はどれか.

a Ramsay Hunt 症候群

b Sturge-Weber 症候群

c Kasabach-Merritt 症候群

d Stevens-Johnson 症候群

e Weber-Christian 病

思考のプロセス

　素直に選びましょう. d が正解ですね. 他の選択肢はみる必要はありませ
んが, せっかくなので解説しておきます. a は VZV が原因となり, 感音難
聴や顔面神経麻痺(末梢)を起こします. 耳鼻科で扱います. b は後ほど出
てきますが,「赤緑てんかん」ですね. 1周目ならスルーして構いません. c
は小児に生じる巨大血管腫で, 合併症に DIC を生じるという知識が大切です.
e は覚えなくて OK.

102A33

70歳の女性．口腔内びらんと皮疹とを主訴に来院した．5日前に頭痛と咽頭痛とが生じたため，感冒薬を内服した．3日前から発熱，関節痛，結膜充血，口腔内びらんに加えて，顔面，体幹および四肢に紅色皮疹が出現した．背部の写真（A）と顔面の写真（B）とを次に示す．

考えられるのはどれか．

a Sweet 病
b 結節性紅斑
c 膿疱性乾癬
d 尋常性天疱瘡
e Stevens-Johnson 症候群

A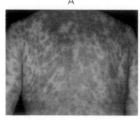
B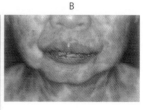

思考のプロセス

　皮疹より皮膚科疾患を考えます．病歴をみていくと，感冒薬を内服したということですね．服薬歴＋紅色皮疹から薬疹をまず考えます．ここで注目すべきは口腔内びらんをきたしていることですね．これは重症薬疹を考える必要があります．よって，e が正解．他の選択肢はみる必要がありません．

　一応，画像もありますが，特に追加すべき情報はありません．なお，コラムでも書きましたが，発熱があることも重症薬疹を疑う根拠となります．

68歳の女性．粘膜部のびらんと全身の発疹とを主訴に来院した．5日前，風邪症状に対して市販の総合感冒薬を内服した．2日間内服を続けたところ，3日前から結膜充血と口腔内びらんとに加えて，顔面，体幹および四肢に紅斑とびらんとが出現した．初診時，全身の80％に紅斑が見られ，こすると容易にびらんを形成した．顔面の写真（A）と背部の紅斑をこすって生じたびらんの写真（B）とを次に示す．

A　　　　　　B

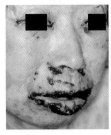 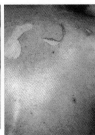

診断として考えられるのはどれか．

a　中毒性表皮壊死剝離症〈TEN〉
b　結節性紅斑
c　膿疱性乾癬
d　扁平苔癬
e　固定薬疹

3
紅斑

―――――――――――― 思考のプロセス ――――――――――――

　発疹より皮膚科疾患を考えます．前問同様に服薬歴＋紅斑ですから，薬疹をまず考えます．また，眼や口腔内に病変を生じていることから，重症薬疹が考えられますね．よって，a が正解．

　なお，もし Stevens-Johnson 症候群（SJS）が選択肢にあったらどうでしょうか？……その場合も，診断は TEN ですよね．「背部の紅斑をこすって生じたびらん」と記載があり，これは Nikolsky 現象が陽性であることを示しているためです．

70歳の男性. 高熱と全身に拡大する皮疹とで入院中である. 12日前に急性
扁桃炎のため自宅近くの診療所でペニシリン系抗菌薬と非ステロイド性抗炎
症薬を処方された. 扁桃炎は軽快したが, 5日前から39.0℃の発熱とともに
口唇の発赤と全身の紅斑が出現した. その後, 紅斑の上に水疱とびらんが急
速に拡大した. 背部の写真を次に示す.

症状が改善した後に行う原因薬の検査法として適切なのはどれか.

a 皮内テスト
b パッチテスト
c 特異的IgE検査
d 常用量再投与試験
e スクラッチテスト

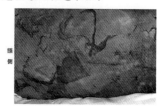

思考のプロセス

　皮疹より皮膚科疾患を考えます. 服薬歴＋紅斑から薬疹をまず考える, と
いうのはもう定石ですね. びらんや発熱がみられることから重症薬疹といえ
ます.

　今回問われているのは, 症状が改善した後のことですね. 被疑薬はペニシ
リン系抗菌薬と非ステロイド性抗炎症薬の2つがあります. これらはいず
れも使用頻度が高く, 今後どちらに注意すべきかを見極めるのはとても大切
です. 原因薬剤の推定にはⅣ型アレルギーを調べるパッチテストあるいはリ
ンパ球刺激試験（DLST）が有用でした. よって, bが正解.

　他の選択肢もみておくと, a, c, eはⅠ型アレルギーに有用です. dは同
様の症状をきたしかねないので, 禁忌. 重症薬疹は致死率が20〜30％と高
いことを知っておいてください.

オリジナル　難問

結節性紅斑を伴うのはどれか．**2つ選べ．**

a　Addison 病

b　Behçet 病

c　アレルギー性紫斑病

d　Buerger 病

e　Hansen 病

思考のプロセス

　結節性紅斑といえば，Behçet 病が有名でしたね．もう１つが難しかったと思います．本文でもちょこっと触れましたが，結節性紅斑は感染症でも生じることが知られています．この中で感染症にあたるのはらい菌が原因となる Hansen 病しかありません．よって，b，e が正解．

　他の選択肢もみてみましょう．a は後天的に生じた副腎機能低下症の総称になります．ACTH↑による色素沈着は認めますが，紅斑は生じません．c はその名の通り紫斑を生じ，ほかに腹痛や IgA 腎炎などを起こします．d は ASO の末梢バージョンですね．血管病変であり，感染症ではありません．

54歳の女性. 両側下腿の皮疹を主訴に来院した. 皮疹は3ヵ月前から出現し, 治癒していない. 軽度の圧痛がある. 下腿前面の写真（A）と皮膚生検 H-E 染色標本（B）とを次に示す.

最も考えられるのはどれか.

a　結節性紅斑

b　硬結性紅斑

c　壊疽性膿皮症

d　うっ滞性皮膚炎

e　サルコイドーシス

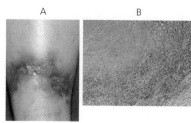

思考のプロセス

　皮疹より皮膚科疾患を考えます. 3か月前からと慢性の経過を示していることはわかりますが, その後の病歴をみても決定的なキーワードに欠けます. こういう病歴でわからないときの画像は一発診断できるような典型的なものであることがほとんどです. 皮膚の画像はよくわからないですが, 病理では超超超有名な乾酪壊死がみられますね. 乾酪壊死といえば結核が1対1対応です. よって, 結核が原因となる（バザン）硬結性紅斑を選べばよいので, bが正解.

内科の感染症にも通ずる

4 細菌・ウイルスによる皮膚感染症

　　ここからは皮膚科の各論を学んでいきましょう. まず前提となる考え方として, **皮膚病変が感染によるものかどうかを判別することはとても重要です**. なぜなら, 治療方針に大きく関わるから! 皮膚科疾患の主な治療薬はステロイドですが, 感染症にステロイドを投与すると悪化しうるため, この鑑別が重要であることは納得ですよね. 大事なことは国試でも頻出です. 気合いを入れていきましょう!

◆皮膚軟部組織感染症

　一般的に感染を示唆する**発熱**に加えて, **圧痛・熱感を伴う皮疹**がみられたときに考えます. 日常臨床でもよく出会う疾患の1つですので, 必ずおさえておきましょう. グラム陽性球菌である**黄色ブドウ球菌**や**A群β溶連菌**が主な原因菌であり, 治療は**抗菌薬** (主にβラクタム系) です. 皮膚構造のどこに感染を生じたかで病名や臨床像が異なります (図4-1～3).

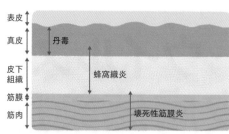

図 4-1　感染部位による呼称

丹毒　：・真皮が主体
　　　　（→皮疹の境界が明瞭）
　　　　・顔面に好発する

蜂窩織炎：・皮下組織が主体
　　　　　（→皮疹の境界が不明瞭）
　　　　　・下肢に好発する

壊死性　：・皮下組織〜筋が主体
筋膜炎　・致死率が高い

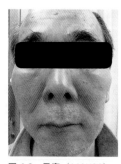

図 4-2　丹毒 （110H30）

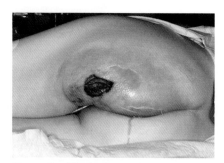

図 4-3　壊死性筋膜炎 （114F72）

　壊死性筋膜炎については補足しておきます．グラム陽性球菌に加えて，グラム陰性桿菌や嫌気性菌も原因菌となりますし，これらの混合感染も多いです．そのため，抗菌薬はカルバペネム系などの広域抗菌薬を用いる必要があります．また，抗菌薬だけでは不十分な治療となりやすく，壊死部のデブリドマンやドレナージも併せて行う必要があります．なお，陰部に生じたものは**フルニエ壊疽**といわれます．

◆伝染性膿痂疹 （とびひ）

　基本的に成人に起きることはなく，皮膚バリアが未熟である**乳幼児**に生じる疾患です．グラム陽性球菌である**黄色ブドウ球菌の毒素**や **A 群 β 溶連菌**が原因となり，接触感染をきたします．

　ポイントは，**発熱がなくて皮疹**（主に水疱や痂皮）**のみである**ということです．そのため，幼児は基本的に元気であり，そのまま幼稚園/保育園に登園

して流行してしまうという事態が起こるわけです．治療は肌を清潔に保ち，場合によっては抗菌薬を使用します．

〜ブドウ球菌性熱傷様皮膚症候群（SSSS）〜

　伝染性膿痂疹は毒素の接触部位だけに皮疹を起こすものでしたが，黄色ブドウ球菌の毒素が**血流感染**してしまい，**発熱**や**全身のびらん**を生じたものをブドウ球菌性熱傷様皮膚症候群（SSSS）といいます．ポイントは，**Nikolsky 現象が陽性**となることです．これは最重症の薬疹である TEN でもみられるものでしたね（**図4-4, 5**）．大きな違いとしては，SSSS では TEN と違って**粘膜病変はみられない**ということが挙げられます．また，**乳幼児に生じる**というのも特徴ですね．

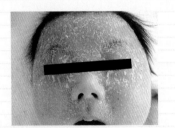

図 4-4　SSSS（101A6）

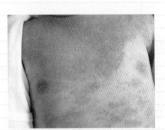

図 4-5　SSSS（101A6）

◆非結核性抗酸菌症

　非結核性抗酸菌症は肺の肉芽腫性疾患として有名ですが，皮膚にも肉芽腫を作ることがあります（**図4-6**）．肺の起因菌とは異なる種類であり，*Mycobacterium marinum* というものがよく知られています．

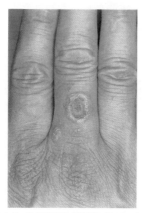

図 4-6　非結核性抗酸菌症（95G57）

　これは**汚染水**（**ex. 熱帯魚の水槽**）から直接皮膚に感染します．この菌の面白いところは，繁殖の至適温度が人間の体温よりやや低いということ．そのため，比較的温度の低くなりやすい**手背**に生じやすいというのが特徴です．

 Amasawa's Advice

　手背の皮疹+熱帯魚 → 非結核性抗酸菌症をまず考えよう！

　治療には，肺の非結核性抗酸菌症と同様に**抗菌薬/抗結核薬**を用います．また，至適温度を利用した**温熱療法**も有効です．これは，患部を温めることで至適温度から外して繁殖できなくする，という理論に基づいた治療法となっています．

～皮膚結核～

　なお，結核菌が直接皮膚に感染したものは**皮膚腺病/尋常性狼瘡**といいます．潰瘍化する**バザン硬結性紅斑**を生じるのでしたね（→ P.26）．

◆ヘルペスウイルス

ヘルペスウイルス科に属するウイルスは，口唇ヘルペス（HSV-1），性器ヘルペス（HSV-2），水痘・帯状疱疹（VZV），伝染性単核球症（EBV），サイトメガロウイルス感染症（CMV），突発性発疹（HHV-6,7），Kaposi 肉腫（HHV-8）などを起こすことで知られています．これらについては感染症科で学んでいると思いますので，ここでは皮膚科非専門医にも欠かせない帯状疱疹について掘り下げておきます．

帯状疱疹は水痘の原因となる **VZV の再活性化**で生じます．「**痛みを伴う片側性の皮疹（特に小水疱）**」がキーワードです．特に片側性というのがポイントですね（**図4-7**）．胸壁や顔面に好発するとされていますが，全身のどこにでも生じるものです．

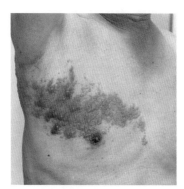

図 4-7　帯状疱疹（111A44）

 痛みを伴う片側性の皮疹 → 帯状疱疹をまず考えよう！

このキーワードを知っていれば国試の問題は簡単に解けるのですが，実際の臨床ではなかなか難しいことがあります．というのも，痛みが先行して皮疹が後から出てくることがあるためです．「後医は名医」という言葉はよくいわれますが，痛みだけで診断できるのと，痛み＋皮疹で診断できるのとで

は，雲泥の差があるのは明白ですよね．

　帯状疱疹には抗ウイルス薬である**アシクロビル/バラシクロビル**が有効です．できるだけ早期に治療しましょう．なぜならば，治療が遅れると後遺症（主に痛み）が残ってしまいやすいといわれているためです．

〜帯状疱疹をみたらどこまで悪性腫瘍を考える？〜

　帯状疱疹をみたら，**悪性腫瘍など免疫能低下をきたす疾患が隠れていないかを考えなさい**と教科書にかかれていることがあります．しかし，実際には**1割程度**しか病的な免疫能低下を認めません．そのため，悪性腫瘍を疑う体重減少などの徴候がなければ，精査は必ずしも必要ないといわれています．
　それよりも，皆さんに知っておいてほしいことは，**播種性帯状疱疹**という概念です．帯状疱疹は1つの神経領域のみに生じることが通常です（だから，片側性がポイント！）．しかし，通常の皮疹に加え**3分節以上の領域に散布する小水疱がある場合**，あるいは粘膜（特に口腔内）に生じた場合を**播種性帯状疱疹**といいます．これをなぜ区別する意義があるかというと，水痘と同様に**空気感染**するためです．つまり，**個室隔離**が必要となります．

◆ウイルス性の疣贅

　疣贅とは"**イボ**"のこと．国試ではウイルスによって生じる疣贅を2つおさえておきましょう．

★尋常性疣贅

　ヒトパピローマウイルス（HPV）が原因です．手足に生じる疣贅といえば，まずこれを考えてください（**図4-8**）．治療は**凍結療法**が1対1対応になります．

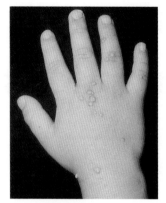

図 4-8　尋常性疣贅 （95C50）

Amasawa's Advice

 凍結療法 → 尋常性疣贅をまず考えよう！

★伝染性軟属腫

　ポックスウイルスともいわれる**伝染性軟属腫ウイルス**が原因です．プールで感染することが知られており，俗に“**水イボ**”ともいわれています．自然治癒もしますが，**ピンセットで摘除するのが確実です**．

細菌・ウイルスによる皮膚感染症

皮膚軟部組織感染症

原因菌	黄色ブドウ球菌，A 群 β 溶連菌など
症状	発熱，圧痛・熱感を伴う皮疹
治療	抗菌薬（主に β ラクタム系），ドレナージ
備考	丹毒，蜂窩織炎，壊疽性筋膜炎（フルニエ壊疽）などに分けられる

伝染性膿痂疹（とびひ）

好発	乳幼児
原因菌	黄色ブドウ球菌（毒素），A 群 β 溶連菌
感染経路	接触感染
症状	皮疹のみ（水疱や痂皮など）
キーワード	幼稚園（保育園）で流行
治療	肌を清潔に保つ，抗菌薬
備考	黄色ブドウ球菌なら水疱性膿痂疹，A 群 β 溶連菌なら痂皮性膿痂疹ともいう

ブドウ球菌性熱傷様皮膚症候群（SSSS）

好発	乳幼児
原因菌	黄色ブドウ球菌（毒素）
症状	発熱，皮疹（水疱や痂皮など）
検査	Nikolsky 現象（+）
治療	抗菌薬

非結核性抗酸菌症

病原	*Mycobacterium marinum* など
感染経路	汚染水（ex. 熱帯魚の水槽）
症状	手背の皮疹
検査	Ziehl-Neelsen 染色
治療	抗菌薬/抗結核薬，温熱療法
備考	皮膚結核は皮膚腺病/尋常性狼瘡といい，バザン硬結性紅斑を生じる

帯状疱疹

原因	VZV の再活性化
好発	免疫能低下（高齢者，悪性腫瘍，ステロイドなど）
症状	痛みを伴う片側性の皮疹（小水疱）
好発部位	肋間神経領域（胸壁），三叉神経領域（顔面）
合併症	角膜炎，Ramsay Hunt 症候群
治療	アシクロビル/バラシクロビル
備考	後遺症を残さないために，早期治療が必要である 播種性帯状疱疹ならば個室隔離する

尋常性疣贅

病原	ヒトパピローマウイルス（HPV）
症状	手足に生じる疣贅（イボ）
治療	凍結療法

伝染性軟属腫（水イボ）

病原	ポックスウイルス
好発	小児（プール）
治療	ピンセットによる摘除

解 い て み た
細菌・ウイルスによる皮膚感染症

104I72

62 歳の女性．顔面の発疹と発熱とを主訴に来院した．2 日前に突然，右耳介，右頬部および右側頸部に発赤が出現し，悪寒と戦慄とがみられた．体温 38.2℃．顔面の写真を次に示す．

治療薬として適切なのはどれか．

a　抗菌薬

b　抗真菌薬

c　抗ウイルス薬

d　抗ヒスタミン薬

e　副腎皮質ステロイド

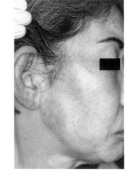

思考のプロセス

　皮疹から皮膚科疾患を考えます．発熱を伴っていることから，感染症を考えます．なお，薬疹を疑う服薬歴のエピソードはありません．写真を一応みておくと，赤く腫れていることがわかりますね．皮膚軟部組織感染症に合致します．黄色ブドウ球菌や A 群 β 溶連菌の感染を考え，抗菌薬（主に β ラクタム系）を投与しましょう．よって，a が正解．

　なお，この症例は丹毒です．蜂窩織炎との区別は難しいですが，顔面に生じていることと皮疹の境界が明瞭であることが，鑑別点です．ただ，治療方針には関わりませんので，そこまでこだわらなくてよいでしょう．

114F73 改変

フルニエ壊疽に対して，緊急に行うべき治療はどれか．**2つ選べ**．

a 高圧酸素療法
b 抗菌薬投与
c 抗凝固療法
d 腟瘻孔閉鎖
e デブリドマン

思考のプロセス

　フルニエ壊疽とは，陰部に生じた壊死性筋膜炎のことです．グラム陽性球菌だけでなく，グラム陰性桿菌や嫌気性菌も原因菌となりますし，これらの混合感染も多いです．よって，これらをカバーする広域抗菌薬で治療する必要があります．また，壊死した組織や膿は感染の温床となりますので，デブリドマンやドレナージが必要です．よって，b，eが正解．

細菌の外毒素が起こす皮膚病変はどれか. **2つ選べ.**

a 丹毒

b 壊死性筋膜炎

c 伝染性膿痂疹

d 蜂巣炎〈蜂窩織炎〉

e ブドウ球菌性熱傷様皮膚症候群

細菌・ウイルスによる皮膚感染症

思考のプロセス

　a～e の疾患はすべて黄色ブドウ球菌が関与しますが，a，b，d は直接感染によって生じるのに対し，c および e は黄色ブドウ球菌の毒素によって生じます．よって，c，e が正解.

4歳の女児. 発疹を主訴として来院した. 前胸部と腹壁とに発赤と水疱とを伴う発疹を認める. 発疹の数は増加し, 分布も拡大してきている. 通園している幼稚園で同様の発疹を認める児が数人いるという. 上腹部の写真を次に示す.

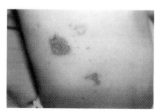

適切な処置はどれか.

a　アルコール消毒
b　抗菌薬服用
c　抗ウイルス薬服用
d　抗ヒスタミン薬服用
e　副腎皮質ステロイド薬軟膏塗布

思考のプロセス

　「幼稚園で流行っている」は伝染性膿痂疹のキーワードですね. 黄色ブドウ球菌の毒素に接触して生じるため, 肌を清潔に保ち, 場合によっては抗菌薬で治療をします. よって, この中では b が正解.

　なお, 本文でも説明しましたが, 患児は SSSS と違って発熱がなく, 皮疹のみが症状となるので, 幼稚園に登園して流行してしまうわけですね.

11ヵ月の乳児. 皮膚の発赤とびらんとを主訴に来院した. 10日前から顔面
に皮疹を認めていた. 皮疹は次第に全身に拡大し, びらんを伴うようになっ
た. 37.8℃の発熱を認めたが機嫌は良く, 食欲も低下しなかった. 全身状態
は良好. 眼球結膜と口腔粘膜とにびらんと出血とを認めない. 顔面, 前頸部,
肘窩, 膝窩, 鼠径部および陰部にびらんを伴う広範な発赤を認める. 血液所
見: 赤血球416万, Hb 12.8 g/dL, Ht 39%, 白血球11,200, 血小板22万.
CRP 0.3 mg/dL. 来院時の顔面の写真を次に示す.

この疾患の原因となる病原体はどれか.

a 肺炎球菌

b カンジダ

c 連鎖球菌

d 黄色ブドウ球菌

e 単純ヘルペスウイルス

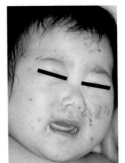

思考のプロセス

　乳児の皮疹です. 発熱や全身のびらんを生じていることから, ブドウ球菌
性熱傷様皮膚症候群（SSSS）を想起することは難しくないでしょう. 服薬
歴はなさそうですが, TENとの違いとして粘膜病変（眼球結膜や口腔粘膜）
がないというのもポイントでした. よって, dが正解.

65歳の男性．1ヵ月前からの右手背の潰瘍を伴う結節を主訴に来院した．自宅で熱帯魚を飼育している．右手背に，中央に潰瘍を伴う直径1cmの結節を認める．表在リンパ節は触知しない．発熱はない．胸部CTで肺野に異常を認めない．潰瘍の滲出液のPCR検査で結核菌は陰性．Sabouraud寒天培地での培養検査は陰性．滲出液のZiehl-Neelsen染色標本を次に示す．
最も考えられるのはどれか．

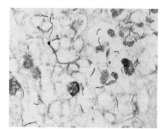

a　皮膚腺病
b　尋常性狼瘡
c　アスペルギルス症
d　スポロトリコーシス
e　非結核性〈非定型〉抗酸菌症

思考のプロセス

「手背の皮疹＋熱帯魚」は非結核性抗酸菌症のキーワードですね．Ziehl-Neelsen染色で菌を認めることから，合致します．よって，eが正解．

他の選択肢も一応みておきましょう．aとbは結核菌によって起こる皮膚病変でしたね．PCR検査で結核は否定されています．なお，Ziehl-Neelsen染色では結核か非結核性抗酸菌症かは鑑別できないので，今回の設問のようにPCR法で否定することが必要です．cとdは真菌です．真菌の培地であるSabouraud寒天培地で陰性であるため，こちらも否定されます．

帯状疱疹について，**誤っている**ものはどれか．

a HHV-3 の再活性化が原因である．

b 疼痛を伴う．

c 神経領域に沿って皮疹が出現する．

d 皮疹は正中線を越える．

e 後遺症を残すことがある．

思考のプロセス

　1 つずつみていきましょう．a は「VZV じゃない！」と思って飛びついた人もいるかもしれません．ですが，VZV はヒトヘルペスウイルス（HHV）の 3 型です．b もいいですね．本文でもいいましたが，疼痛→皮疹の順に生じて痛みだけしかない時期もあるというのが有名な pitfall です．c もいいですね．VZV は神経節に潜伏しており，活性化するとその神経領域に沿った皮疹が出現します．d が違いますね．通常は片側性であり，正中線を越えません．e はいいですね．だからこそ，できるだけ早期の治療が望まれます．よって，d が正解．

72歳の男性. 皮膚筋炎のため1ヵ月前から入院中である. 副腎皮質ステロイドと免疫抑制薬とを内服している. 2日前に痛みを伴う皮疹が左上腹部に出現し, 1日前から抗ウイルス薬の全身投与を開始した. 今朝, 体幹と四肢とに多発する孤立性の皮疹を認めた. 胸腹部の写真を次に示す.

この患者への対応で正しいのはどれか.

a 個室隔離が必要である.
b アスピリンは禁忌である.
c 直ちにワクチン接種を行う.
d 副腎皮質ステロイド内服を直ちに中止する.
e 皮疹には副腎皮質ステロイド外用薬を使用する.

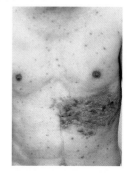

思考のプロセス

「痛みを伴う片側性の皮疹」ですから, 帯状疱疹をまず考えるのが定石です. 免疫能低下の背景があるのも合致しますし, 実際に抗ウイルス薬の全身投与を開始していますね.

　問題はその後で, 体幹や四肢に多発する皮疹が出現しているということです. 薬疹も考慮されますが, 画像をみると帯状疱疹と同様の水疱がポツポツ散在しています. 3分節以上の領域に生じている帯状疱疹ということになりますから, 播種性帯状疱疹となります. よって, aが正解. 他の選択肢はみる必要がありません.

尋常性疣贅について，**誤っている**ものはどれか．

a　疣贅とはいわゆる"たこ"のことである．

b　ヒトパピローマウイルスが原因になる．

c　小さな皮膚の傷から感染する．

d　四肢末端に好発する．

e　凍結療法が治療になる．

思考のプロセス

1つずつみていきましょう．aがさっそく違いますね．疣贅はいわゆる"イボ"のことです．よって，aが正解．ちなみにですが，"たこ"とは医学用語では胼胝といい，物理的刺激により角層が肥厚するものです．bはいいですね．特にHPV-2型が関与します．なお，HPVは6, 11型が尖圭コンジローマ，16, 18型が子宮頸癌に関与します．cは初見だと思います．尋常性疣贅は子供が砂場で遊んだ後にできやすいことが知られていますが，それは砂利によって細かな傷がつき，手にHPVが侵入するためといわれています．dはいいですね．手足に生じる疣贅といえば，尋常性疣贅をまず考えます．eもいいですね．尋常性疣贅の治療は凍結療法が1対1対応になります．

皮膚科特有の感染症が多い

真菌・原虫による皮膚感染症

第4章で扱った感染症とは異なり，こちらはあまり馴染みのない病原菌が多いと思います．ややこしい病名も多くなってくるので，1つ1つをキーワードと紐付けて覚えていきましょう！

◆皮膚科特有の感染症がよく出る

本書では皮膚感染症をあえて2つの章に分けています．こちらで扱うのは**真菌・原虫**であり，皮膚科としての出題がそれなりにみられます．

まず共通事項としておさえておくべきことは，**KOH直接鏡検法**という特殊な病原菌の確認方法が必要であるということ．逆にいえば，KOH直接鏡検法とくれば，皮膚科特有の真菌・原虫をみているんだなぁ～と頭を切り替えればよいわけです．

Amasawa's Advice

 KOH直接鏡検法 → 皮膚の真菌・原虫を考えよう！

当然ながら，通常の抗菌薬は効きません．真菌に対しては，イトラコナゾールなどの抗真菌薬が有効です．

◆白癬
（はくせん）

　俗にいう"**水虫**"の正体は，この白癬という真菌であり，皮膚の角質層に感染します．ポイントは，**中心部が治癒しながら辺縁に拡大していく**ことです（**図5-1**）．どうしてかというと，皮疹の辺縁に菌がいるためです．

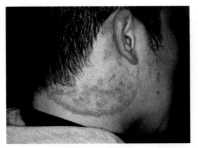

図 5-1　白癬の皮疹（111E47）

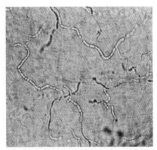

図 5-2　白癬（111E47）

　この知識がなぜ大切かというと，KOH直接鏡検法で狙うべきは辺縁部であると導けるからです（**図5-2**）．つまり，治癒傾向にある中心部から採取すると，偽陰性になってしまう可能性があるわけです．

Amasawa's Advice

　白癬 → KOH 直接鏡検法は辺縁部を狙おう！

　ちょっとマニアックになりますが，白癬は感染部位によって俗名が異なることが知られています．最も有名な"水虫"は足白癬のことですね．"しらくも"は頭部白癬（Celsus 禿瘡）（ケルスス とくそう），"ぜにたむし"は体部白癬，"いんきんたむし"は股部白癬が正式名称となります．

◆皮膚カンジダ症

皮膚カンジダ症は湿っぽいところに生じるイメージです. 具体的には, **蒸れやすい**腋窩や陰部, **水仕事**をしている人の指間や爪周囲です (**図5-3**).

KOH 直接鏡検法では, 白癬 (**図5-2**) が長い菌糸が目立つのに対し, 菌糸＋ブドウ状の胞子が目立つのがカンジダの特徴です (**図5-4**).

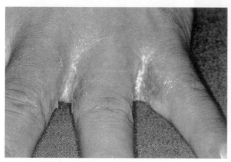

図5-3　皮膚カンジダ症（99F25）

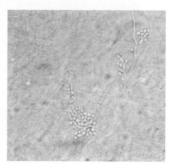

図5-4　カンジダ（111E47）

ここで, 水に関係する皮膚感染症をまとめておきましょう. いつも通り, 3つでまとめていきます.

重要　水に関係する皮膚感染症といえば

① 非結核性抗酸菌症
② 伝染性軟属腫
③ 皮膚カンジダ症

◆癜風 <small>でんぷう</small>

　癜風は皮膚に常在する**マラセチア属**といわれる真菌が原因となるものです．**汗**がリスクのために夏に生じやすく，汗のたまりやすい体幹（胸部や背部）にかゆみのない皮疹をきたします．

〜マラセチア属のもう1つの顔〜

　癜風を起こすマラセチア属ですが，**脂漏性皮膚炎**の原因にもなることが知られています．マラセチア属は皮脂を分解して栄養を得ており，この過程で遊離脂肪酸を生じます．脂漏性皮膚炎はこの遊離脂肪酸に対する**接触皮膚炎**と考えられています．

　そのため，皮脂を少なくすればマラセチア属の繁殖を妨げると考えることができますし，実際に有効です．皮脂を少なくするためには**適切なシャンプー**を使用することです．もしも，最近フケが増えた……という人がいたら，シャンプーを見直してみてはいかが！？

◆疥癬 <small>かいせん</small>

　ダニの一種である**ヒゼンダニ**によって起こるもので，**接触感染**で生じます．そのため，**接触した可能性のある全員の症状の有無の確認**，**場合によっては診察**が必要不可欠であり，これを怠ると後にパンデミックを起こす危険があります．見た目だけでは湿疹と間違えやすく，ここにステロイドを使用すれば，もちろん悪化してしまいます．

　ヒゼンダニは非常に特徴的な見た目をしていますので，これはインプットしておきましょう（**図 5-5**）．このヒゼンダニは**疥癬トンネル**という横穴を作って角層の中にもぐりこむ性質があり，手が一番確認しやすいです（**図5-6**）．ただし，肉眼でこのトンネルをみつけるのはなかなか難しく，実際の臨床ではダーモスコピーという拡大鏡を用いています．

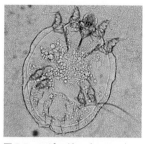
図 5-5　ヒゼンダニ（111E47）

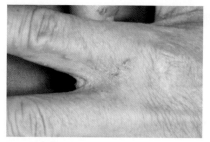
図 5-6　疥癬トンネル（108A40）

　疥癬は非常に強いかゆみを生じます．特に**夜**に活発化して暴れだすことが知られています．「夜も眠れないくらいかゆい」という訴えがあれば，必ず疥癬を除外しましょう．

Amasawa's Advice

　かゆみで眠れない → まずは疥癬を除外しよう！

　治療は**外用ならフェノトリン**，**内服ならイベルメクチン**という抗寄生虫薬を用います．これらは 1 対 1 対応なので，確実に覚えておきましょう．

Amasawa's Advice

　疥癬の治療 →（外用）フェノトリン，（内服）イベルメクチン

真菌・原虫による皮膚感染症

白癬

症状	瘙痒感を伴う皮疹
検査	KOH 直接鏡検法（辺縁から採取する）
治療	抗真菌薬
備考	部位により，頭部白癬（しらくも），体部白癬（ぜにたむし），股部白癬（いんきんたむし），足部白癬（水虫）という

皮膚カンジダ症

好発	腋窩，陰部，指間，爪周囲
症状	瘙痒感を伴う皮疹
検査	KOH 直接鏡検法（菌糸＋ブドウ状の胞子が目立つ）
治療	抗真菌薬

癜風

病原	マラセチア属
リスク	多汗（夏）
好発部位	体幹（胸部や背部）
症状	瘙痒感のない皮疹
検査	KOH 直接鏡検法
治療	抗真菌薬，肌を清潔に保つ

疥癬

病原	ヒゼンダニ
感染経路	接触感染（衣類・寝具など）
症状	強い瘙痒感（特に夜間）を伴う皮疹
検査	KOH 直接鏡検法，ダーモスコピー
治療	フェノトリン（外用薬），イベルメクチン（内服薬）
備考	家族内・院内・施設内で流行する危険あり 疥癬トンネルを形成する

解 い て み た
真菌・原虫による皮膚感染症

106I53

45歳の男性．皮疹を主訴に来院した．6ヵ月前に右鼠径部の皮疹に気付いた．中心部が治癒しながら周辺に拡大し，痒みを伴うという．右鼠径の写真を次に示す．

治療を開始するための迅速な検査法として最も有用なのはどれか．

a　培養法
b　PCR法
c　皮膚生検
d　トリコフィチン反応
e　苛性カリ〈KOH〉直接鏡検法

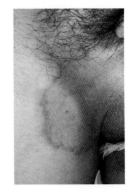

思考のプロセス

　皮疹より皮膚科疾患を考えます．「中心部が治癒しながら周辺に拡大」というのは白癬のキーワードですね．よって，e が正解．なお，a〜d も一応有用ではあります．ただ，これらは時間がかかりますし，費用対効果を考えても KOH 直接鏡検法が 1st choice です．

　実際の KOH 直接鏡検法の手順も解説しておきます．はじめに，病変の鱗屑を採取します．それをスライドガラスに載せてカバーガラスをかぶせた後，20% KOH 溶液を滴下します．また，余計な角質成分を溶解させるために加温して原因微生物をみやすくする，という手順が一般的です．皮膚科をローテーションしたときには，ぜひ一度，皮膚科の先生に見せてもらいましょう！

95B11

Celsus 禿瘡に投与すべき薬剤はどれか.

a　ニューキノロン系薬

b　抗真菌薬

c　抗ウイルス薬

d　副腎皮質ステロイド

e　非ステロイド性抗炎症薬

思考のプロセス

　Celsus 禿瘡は頭部白癬（しらくも）に炎症が加わった状態です．いずれにせよ，白癬が原因ですから，イトラコナゾールなどの抗真菌薬が有効ですね．よって，b が正解．他の選択肢についてはみるまでもありません．

オリジナル

20歳の男性．8月から体幹に皮疹が出現し来院した．かゆみはない．KOH直接鏡検法で菌糸を認める．

最も考えられる疾患はどれか．

a　汗疹

b　疥癬

c　癜風

d　乾癬

e　扁平苔癬

思考のプロセス

　皮疹なので皮膚科疾患を考えます．わざわざ「8月」と書いてあるのが怪しいですね（笑）．「夏に好発するかゆみのない皮疹」は癜風を示すキーワードです．KOH直接鏡検法でも菌糸を認めていますね．よって，cが正解．

　実際の臨床で迷うとしたら，aの汗疹ですかね．いわゆる"あせも"のことです．ただし，KOH直接強検法で菌糸をみていることから，これは否定されます．なお，他の選択肢はみる必要がありませんが，似たような名前が連なっているので，2週目以降はそれぞれがどんな疾患かをいえるようになっておいてください．

75歳の男性．瘙痒を伴う皮疹を主訴に来院した．介護老人保健施設入所後から，指間，外陰部に強い瘙痒を伴う発疹が出現した．指間部の写真（A）と角質の苛性カリ標本像（B）とを次に示す．

適切な治療薬はどれか．

a　抗真菌外用薬

b　抗ウイルス外用薬

c　ビタミン D_3 外用薬

d　フェノトリン外用薬

e　副腎皮質ステロイド外用薬

A
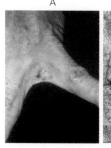

B
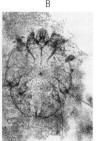

思考のプロセス

　　かゆみを伴う皮疹が主訴です．指の間や外陰部に病変があるということですが，病歴だけでは診断は難しそうですね．病歴で難しいときの画像は典型的なはずです．安心して画像をみると，ヒゼンダニだということが一発でわかるでしょう．疥癬とわかれば，指の間にあるのは疥癬トンネルを示したいのであろうと予想がつきます．疥癬には抗寄生虫薬であるフェノトリン（外用薬）やイベルメクチン（内服薬）が有効でしたね．よって，dが正解．

　　ちなみにですが，介護老人保健施設入所後から生じているため，接触した可能性のある職員や他の施設入居者のチェックも欠かせません．感染拡大をできるだけ防ぎたいところですね．なお，接触感染対策をきちんと行えば，個室管理や衣類の煮沸などは特に必要ありません．

皮膚をみれば基礎疾患がわかる！

合併症としての皮膚病変

国試の傾向と対策

目の前の皮膚病変から，「**何か基礎疾患が隠れていないか？**」という視点を持っていると，思わぬ診断の糸口になるかもしれません．まずは，どんな疾患の合併症として起こるのかをまとめて学んでいきましょう．

◆アトピー性皮膚炎といえば

Kaposi 水痘様発疹症（図 6-1）．**HSV-1,2** が原因であり，発熱および顔面に急速＆多発する水疱が特徴です．ヘルペスウイルスなので，治療は**アシクロビル**になります．なお，アトピー性皮膚炎の合併症は眼科領域にも多いです．「まとめてみた 眼科」も参照しておいてください．

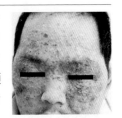

図 6-1 Kaposi 水痘様発疹症（107I45）

◆潰瘍性大腸炎といえば

壊疽性膿皮症（図 6-2）．「**急速に拡大する潰瘍**」がキーワードです．こちらは感染症ではなく，自己免疫を機序とします．そのため，創部培養は陰性であり，**ステロイド**が第一選択となります．余力があれば，他の自己免疫疾患や血液悪性腫瘍（MDS など）でも起こりうることはおさえておいてください．

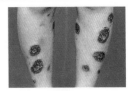

図 6-2 壊疽性膿皮症（99G6）

ちなみにですが，びらんと潰瘍の違いは基底膜を破壊するかどうかです．基底膜下の真皮や皮下組織には血管が豊富にあります．そのため，潰瘍までいくと出血しますし，瘢痕を残しやすいのです．

◆慢性扁桃炎といえば

　掌蹠膿疱症（図6-3）．名前の通り，**手のひら**（**手掌**）と**足の裏**（**足蹠**）に膿疱を生じる疾患です．こちらも自己免疫を機序とするため，膿疱の中身は無菌であるというのがポイントです．慢性扁桃炎以外に**タバコ**や**金属アレルギー**でも起こります．

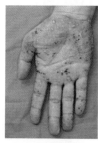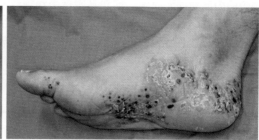

図 6-3　掌蹠膿疱症（109A25）

◆ HIV（AIDS）といえば

　Kaposi 肉腫（図6-4）．**HHV-8** が原因です．**黒い皮疹**が特徴的ですので，画像でもしっかり確認しておいてください．なお，かゆみや痛みはありませんが，出血しやすいのもポイントです．

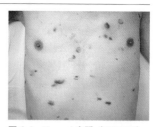

図 6-4　Kaposi 肉腫（105D32）

◆糖尿病といえば

黒色表皮腫（**図6-5**）. 頸部や腋窩などの摩擦部に
ザラザラした黒色の乳頭腫をきたします. 「**腋窩の
ざらつき**」をキーワードとしてインプットしてお
きましょう. ほかに肥満, SLE, 悪性腫瘍などでも
みられます.

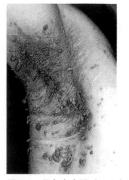

図 6-5　黒色表皮腫（99A8）

◆悪性腫瘍といえば

　皮膚所見から内臓の悪性腫瘍が見つかるということも少なくありません.
こういうところにプロフェッショナルを感じるのは私だけでしょうか？　た
くさんありますが, 代表的なものは知っておくと将来役立つかもしれません.

重要　**悪性腫瘍を合併する皮膚疾患**

　　① 壊疽性膿皮症
　　② 黒色表皮腫
　　③ 皮膚筋炎
　　④ 水疱性類天疱瘡
　　⑤ 脂漏性角化症 （Leser-Trélat 徴候）
　　⑥ 色素性乾皮症
　　⑦ Sweet 病

---

　①と②は先ほど扱いましたね. ③の皮膚筋炎は膠原病科で有名な知識です.
④〜⑥は別の章で取り上げるので, ⑦の Sweet 病だけ補足しておきます.

★ Sweet 病

Sweet 病は真皮に好中球が浸潤する疾患であり，**痛みを伴う紅斑**としてみられます．特に**顔面**に好発します（図6-6）．発熱や関節痛などの全身症状を伴い，血中の好中球も上昇します．

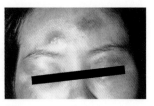

図 6-6　Sweet 病（103D52）

Amasawa's Advice

顔面に痛みを伴う紅斑 → Sweet 病をまず考えよう！

Sweet 病は**何らかの感染後（上気道炎など）**に生じることが多いです．私が経験した例では，急性扁桃炎で入院して経過も良好であった患者さんが，退院直前に再度発熱し，扁桃炎の再発を疑う状況ではなく不思議に思っていたところ，顔面に痛みを伴う紅斑が出現して Sweet 病の診断に至ったことがありました．

なお，Sweet 病の背景には**血液悪性腫瘍（白血病や MDS など）**が隠れていることもあるので，上記のように感染のエピソードがない場合は要注意です．

合併症としての皮膚病変

Kaposi 水痘様発疹症

原因	アトピー性皮膚炎
病原	HSV-1, 2
症状	発熱，急速に多発する水疱（顔面）
治療	アシクロビル
備考	眼の近くでは角膜ヘルペスの合併に注意

壊疽性膿皮症

原因	潰瘍性大腸炎，多くの自己免疫疾患，血液悪性腫瘍（白血病や MDS など）
症状	急速に拡大する潰瘍（有痛性）
治療	ステロイド
備考	創部培養は陰性である（感染症ではない）

掌蹠膿疱症

原因	慢性扁桃炎，タバコ，金属アレルギー
症状	手掌・足蹠の膿疱
合併症	胸肋鎖関節炎
治療	原因除去（扁桃摘出，禁煙など）
備考	創部培養は陰性である（感染症ではない）

Kaposi 肉腫

原因	HIV（AIDS)
原因菌	HHV-8
症状	黒い皮疹（易出血性）
治療	抗 HIV 療法（HAART など）

黒色表皮腫

原因	糖尿病，悪性腫瘍，SLE，肥満
症状	黒色の乳頭腫（頸部や腋窩などの摩擦部）
治療	原因の治療

Sweet 病

原因	感染症（上気道炎など），血液悪性腫瘍（白血病や MDS など）
症状	顔面・四肢に好発する紅斑（有痛性），発熱，関節痛
血液検査	好中球↑
病理	好中球が真皮に浸潤
治療	対症療法，原因の治療

102A32

14歳の男子. 発熱と顔面の皮疹とを主訴に来院した. 乳児期から顔面と四肢屈曲部とに痒みのある皮疹を繰り返し, 小学校に入学するころから体幹に乾燥肌を伴うようになった. 来院の3日前から38℃台の発熱があり, 顔面全体に多数の小水疱とびらんとを認める.

考えられるのはどれか.

a　種痘様水疱症

b　多形滲出性紅斑

c　自家感作性皮膚炎

d　Kaposi 水痘様発疹症

e　ブドウ球菌性熱傷様皮膚症候群

思考のプロセス

　問題文をみていくと,「四肢屈曲部の皮疹」とありますね. これはアトピー性皮膚炎のキーワードです. 今回問題となっているのは, 3日前からの発熱と顔面全体に多数の小水疱, びらんを新たに生じていることですね. 素直にアトピー性皮膚炎の合併症であるKaposi 水痘様発疹症を考えればよいでしょう. よって, dが正解. 他の選択肢はみる必要はありません.

45歳の女性．左下腿の皮疹を主訴に来院した．1ヵ月前に左下腿に紅斑が生じ，急速に拡大してきたという．30歳時に潰瘍性大腸炎と診断され，自宅近くの診療所でメサラジンの内服治療を受けている．意識は清明．身長158 cm，体重 52 kg．体温 36.2℃．脈拍 76/分，整．血圧 134/80 mmHg．呼吸数 16/分．左下腿に巨大な潰瘍を認める．潰瘍面の細菌培養は陰性である．左下腿の写真を次に示す．

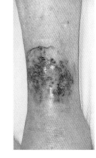

診断として最も考えられるのはどれか．

a 蜂巣炎
b 環状肉芽腫
c 基底細胞癌
d 壊死性筋膜炎
e 壊疽性膿皮症

6
合併症としての皮膚病変

思考のプロセス

　皮疹より皮膚科疾患を考えます．潰瘍性大腸炎と診断されていることより，その合併症である壊疽性膿皮症がまず頭に浮かびます．「急速に拡大する潰瘍」は壊疽性膿皮症のキーワードであり，培養が陰性であることも合致しますね．よって，e が正解．他の選択肢はみるまでもありません．

　なお，ここまでの問題をみてきてわかると思いますが，画像はほとんど当てにしていません．もちろん，病歴だけでは難しいときもあるので，そんなときには画像が必要ですが，そういうときの画像は典型的です．逆に，病歴が典型的なときは画像が難しいことも少なくなく，むしろ混乱してしまう素となります．そろそろ，病歴で解く！という本書のコンセプトの威力を実感してきたのではないでしょうか．

38歳の女性．左下腿の潰瘍を主訴に来院した．3ヵ月前から母指頭大の紅色
結節が出現し，中央が潰瘍化した．自宅近くの医療機関で抗菌薬を処方され
たが，潰瘍がさらに拡大したため受診した．左下腿の写真を次に示す．一般
細菌，真菌および抗酸菌培養はいずれも陰性であった．皮疹部の病理組織所
見では真皮全層に好中球浸潤がみられるが血管炎像はない．

この患者で合併を疑うべき疾患はどれか．**2つ選べ**．

a　糖尿病
b　潰瘍性大腸炎
c　甲状腺機能低下症
d　弾性線維性偽性黄色腫
e　骨髄異形成症候群〈MDS〉

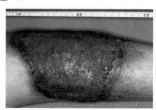

思考のプロセス

　3か月前には母指頭の大きさだったものが，巨大な潰瘍となっていますね．
「急速に拡大する潰瘍」といえば壊疽性膿皮症のキーワードです．培養は陰
性であり，病理像では好中球が浸潤しているということですから，自己免疫
疾患に合致します．壊疽性膿皮症をみたら，自己免疫疾患（特に潰瘍性大腸
炎）と血液悪性腫瘍（MDSなど）を考えていく必要があります．よって，b，
eが正解．

103A56 改変

40歳の女性．両足の皮疹を主訴に来院した．病変の苛性カリ＜KOH＞直接鏡検法で真菌を認めず，病変部からの細菌・真菌培養は陰性である．胸骨部の痛みを訴えている．右足の写真を次に示す．

この疾患と関連の深いのはどれか．**2つ選べ**．

a　飲酒
b　歯科治療
c　ペット飼育
d　慢性扁桃炎
e　間質性肺炎

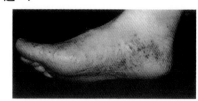

思考のプロセス

　皮疹より皮膚科疾患を考えます．培養は陰性ということですから，感染症は否定的ですね．病歴だけでは難しそうなので，画像をみてみましょう．こういうときの画像は典型的のはずです．すると，足の裏（足蹠）を中心に皮疹が生じていますね．足蹠の皮疹といえば掌蹠膿疱症です．鑑別は足白癬ですが，KOH直接鏡検法と真菌培養は陰性です．掌蹠膿疱症は，慢性扁桃炎，タバコ，金属アレルギー（銀歯など）の関連が知られていますので，b, dが正解．

　ちなみにですが，「胸骨部の痛み」は**胸肋鎖関節炎**を示唆しています．掌蹠膿疱症には骨や関節の炎症（無菌性）を合併しやすいことが知られています．もっと詳しく知りたい方は，SAPHO症候群について調べてみてください．

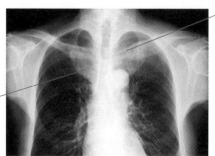

鎖骨の骨過形成

第一肋骨の骨過形成

参考　SAPHO症候群（114A37）

Sweet 病に**典型的でない**ものはどれか．

a　発熱

b　白血病の合併

c　顔面に好発する紅斑

d　関節痛

e　リンパ球増加

思考のプロセス

　1 つずつみていきましょう．Sweet 病は，顔面に痛みを伴う紅斑としてみ
られやすく，発熱や関節痛などの全身症状を伴うのでしたね．また，何らか
の感染後（上気道炎など）あるいは血液悪性腫瘍（白血病や MDS など）に
合併しやすいのでした．ということで，a～d はいいですね．Sweet 病は真
皮への好中球の浸潤が病態ですので，血中に増加するのもリンパ球ではなく，
好中球になります．よって，典型的でないものとして e が正解．

悪性腫瘍の合併と**関係ない**のはどれか.

a　皮膚筋炎

b　Sweet 病

c　黒色表皮腫

d　硬結性紅斑

e　Leser-Trélat 徴候

思考のプロセス

　一発正答で構いませんが,ちょっと味気ないので軽く解説しておきます.aの皮膚筋炎は健常人のおおよそ 7 倍ほど悪性腫瘍が発生しやすいといわれています.bの Sweet 病は前問で扱った通りです.cは糖尿病が代表的ですが,肥満,SLE,悪性腫瘍の合併も知られています.dが関係ないものとして正解ですね.硬結性紅斑は結核を示唆します.eは後に学びますが,脂漏性角化症が急速多発したものです.

合併症の組み合わせとして**誤っている**ものはどれか.

a　潰瘍性大腸炎─壊疽性膿皮症

b　アトピー性皮膚炎─ Kaposi 水痘様発疹症

c　慢性扁桃炎─掌蹠膿疱症

d　糖尿病─悪性黒色腫

e　MDS ─壊疽性膿皮症

思考のプロセス

　すべての組み合わせを完璧にしておきましょう.潰瘍性大腸炎といえば壊疽性膿皮症,アトピー性皮膚炎といえば Kaposi 水痘様発疹症,慢性扁桃炎といえば掌蹠膿疱症,糖尿病といえば黒色表皮腫,血液悪性腫瘍といえば壊疽性膿皮症や Sweet 病が代表的でした.悪性黒色腫はメラノーマのことですので,関係はありません.よって,d が正解.

7

口腔内病変の有無が鍵！
水疱症

　　水疱自体は様々な疾患（ex. 重症薬疹や虫刺されなど）で起こるものですが，たいていは病歴から診断できます．今回学ぶ水疱症は**特異的な病歴に乏しい**というのが，ある意味特徴的といえます．それゆえに，鑑別には病理が重要となってくるわけですが，ただ闇雲に暗記しても面白くはありません．きちんと理論的に学んでいきましょう．

◆水疱症とは？

　　国試で学ぶべき水疱症は尋常性天疱瘡，落葉状天疱瘡，水疱性類天疱瘡の大きく3つに分けられます．いずれも**中高年**に好発し，**自己免疫**を機序として水疱をきたします．自己免疫性疾患ですので，**ステロイド**が有効なのも納得ですよね．重症例には血漿交換療法を行うこともあります．たとえ水疱症の種類を間違えたとしても，正しい治療にはたどり着けるわけですので，そこは安心してよいでしょう．

　　また，水疱に対して細胞診を行うことがあり，これを**Tzanck試験**（ツァンク）といいます．逆に，Tzanck試験といわれれば下記3つを思い浮かべてください．

重要　Tzanck試験といえば

① 天疱瘡
② 単純ヘルペス（HSV）
③ 水痘・帯状疱疹（VZV）

◆尋常性天疱瘡

3つの水疱症のうち，まずは尋常性天疱瘡を覚えるとよいです．これを軸にして他の天疱瘡との違いをおさえるのがコツです．

成書をみると，まず自己抗体やら病理やらが出てきますが，ここから学ぶと必ず混乱します（笑）．皮膚科のテストだけならば一夜漬けで突破できるかもしれませんが，ほかの科も学ばなくてはいけない皆さんにとっては，「覚えたはいいけど，どの疾患だっけ？」というロスは避けたいですよね．

尋常性天疱瘡でおさえるべきポイントは，**口腔内病変がある**ことと**Nikolsky 現象が陽性である**ことの2つです．せっかくなので，Nikolsky現象が陽性となる疾患もまとめておきます．

> **重要　Nikolsky 現象といえば**
> ① TEN
> ② 尋常性天疱瘡
> ③ SSSS *

◆落葉状天疱瘡

続いて，落葉状天疱瘡について．細かいことはいいません．とにかく覚えてほしいのは尋常性天疱瘡とは違い，**口腔内病変がない**ことです．

Amasawa's Advice

 落葉状天疱瘡 → 口腔内病変のない尋常性天疱瘡と覚えよう！

---

* SSSS : Staphylococcal Scalded Skin Syndrome ブドウ球菌性熱傷様皮膚症候群

◆水疱性類天疱瘡

最後，水疱性類天疱瘡について（**図7-1**）．その名の通り，天疱瘡に類似したものであり，天疱瘡とは異なります．

尋常性天疱瘡との違いとして，次の3つが大事になってきます．

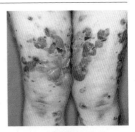

図7-1　水疱性類天疱瘡
（113E30）

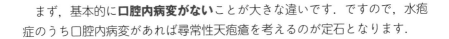

重要	**水疱性類天疱瘡の特徴**

① 口腔内病変がない
② 緊満性
③ かゆみが強い

まず，基本的に**口腔内病変がない**ことが大きな違いです．ですので，水疱症のうち口腔内病変があれば尋常性天疱瘡を考えるのが定石となります．

それから，水疱の性状が**緊満性**であるというのもポイントです．緊満というのはパンパンに張っている状態で，破れにくい＆びらんになりにくいものです．一方，天疱瘡は弛緩性（ゆるい）であり，破れやすい＆びらんになりやすいものです．また，天疱瘡は Nikolsky 現象が陽性でしたが，水疱性類天疱瘡は Nikolsky 現象が陰性であることも合わせて覚えておくとよいです．

また，天疱瘡よりも水疱性類天疱瘡は**かゆみが強い**というのも特徴で，国試においては簡単な鑑別点として使えます．緊満感のある水疱周囲に紅斑を伴いやすく（**図7-1**），いかにもかゆそうにみえますよね．

以上3点から，水疱性類天疱瘡を見極めましょう．ではそもそも，なぜ水疱性類天疱瘡を見分ける必要があるのか．それはすでに前章で扱ったように，水疱性類天疱瘡には**悪性腫瘍**が隠れていることがあるからです．

◆水疱症の自己抗体と病理を整理しよう！

臨床的な鑑別点を学ぶだけでも十分なのですが，最後に一応，皆さんの~~夫嫌いな~~大好きな自己抗体と病理についても解説しておきます（**図7-2～4**）．実際の臨床においては，これらをもって確定診断をします．

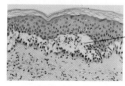

表皮の下層に裂隙

図7-2　尋常性天疱瘡（抗デスモグレイン 1,3 抗体）（115D60）

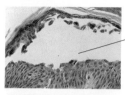

表皮の上層に裂隙

図7-3　落葉状天疱瘡（抗デスモグレイン 1 抗体）（98B27）

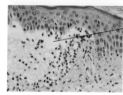

表皮下に裂隙

図7-4　水疱性類天疱瘡（抗 BP180, BP230 抗体）（99F36）

表皮を構成する蛋白の特定の部分に**IgG を主とする自己抗体**が沈着して，そこにスキマができて水がたまるのが本病態です．ざっくり分けると，尋常性天疱瘡と落葉状天疱瘡は表皮内に水がたまってしまい，水疱性類天疱瘡は表皮下（基底膜下）に水がたまってしまうというわけです．だからこそ，天疱瘡は弛緩性であり，水疱性類天疱瘡は緊満性となるわけですね．知識がつながりました！ なお，豆知識ですが，落葉状天疱瘡の水がたまるところは SSSS で表皮が剥がれるところと同様です．

水疱症

尋常性天疱瘡

好発	中高年
自己抗体	抗デスモグレイン 1,3 抗体
症状	水疱（弛緩性，口腔内病変あり）
検査	Nikolsky 現象（＋），Tzanck 試験（＋）
病理	表皮下層に裂隙
治療	ステロイド　（※重症には血漿交換療法）

落葉状天疱瘡

好発	中高年
自己抗体	抗デスモグレイン 1 抗体
症状	水疱（弛緩性，口腔内病変なし）
検査	Nikolsky 現象（＋），Tzanck 試験（＋）
病理	表皮上層に裂隙
治療	ステロイド　（※重症には血漿交換療法）

7

水疱症

水疱性類天疱瘡

好発	中高年
自己抗体	抗 BP180/230 抗体
症状	水疱（緊満性，口腔内病変なし）
合併症	悪性腫瘍
病理	表皮下（基底膜下）に裂隙
治療	ステロイド　（※重症には血漿交換療法）
備考	尋常性/落葉状天疱瘡よりも患者数が多く，かゆみも強い

解いてみた
水疱症

オリジナル

細胞診が診断に有用なのはどれか．**2つ選べ．**

a 水疱性類天疱瘡

b 種痘様水疱症

c Kaposi 水痘様発疹症

d 尋常性天疱瘡

e 尋常性乾癬

思考のプロセス

　皮膚科の細胞診といえば，Tzanck 試験のことだと思ってください．Tzanck 試験といえば，①天疱瘡，②単純ヘルペス（HSV），③水痘・帯状疱疹（VZV）の3つでしたね．よって，c，d が正解．なお，Tzanck 試験は a の水疱性類天疱瘡には使わないことに注意してください．

107G48

55歳の女性. 口腔粘膜疹と全身の皮疹とを主訴に来院した. 2ヵ月前から口腔粘膜にびらんが出現した. 1ヵ月前から全身に径3cmまでの水疱が多発してきた. 皮疹の生検組織の蛍光抗体直接法で表皮細胞間にIgGとC3の沈着を認める. 口腔内粘膜疹の写真(A)と皮疹の生検組織のH-E染色標本(B)とを次に示す.

診断はどれか.

A　　　　　　　　B

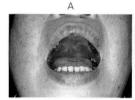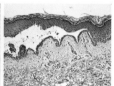

a　接触皮膚炎
b　尋常性天疱瘡
c　疱疹状皮膚炎
d　水疱性類天疱瘡
e　後天性表皮水疱症

思考のプロセス

　口腔内病変と水疱をきたしています. この2つの組み合わせからは, 尋常性天疱瘡がまず頭に浮かぶでしょう. その目で病理像をみてみると, 表皮内に裂隙(水)が証明され, 確定診断となります. よって, bが正解.

　他の選択肢はみるまでもありませんが, dとの鑑別をしっかりいえるようにはしておいてください. 水疱性類天疱瘡の場合は, 口腔内病変なし, 緊満性の水疱, かゆみが強いという違いがあり, 病理では表皮下(基底膜下)に裂隙がみられるのでした.

109D4

蛍光抗体法で病変皮膚の表皮細胞間に IgG の沈着を認める疾患はどれか.

a　全身性エリテマトーデス〈SLE〉
b　後天性表皮水疱症
c　水疱性類天疱瘡
d　落葉状天疱瘡
e　疱疹状皮膚炎

思考のプロセス

　一瞬,「ん？」と思うかもしれませんが, IgG が表皮内に沈着するのが,天疱瘡の病態でしたね. よって, d が正解. 実は, 前問にもちゃんと記載があったことに気付きましたか？　余裕がある人は, IgG だけでなく, C3 も沈着することは知っておいてください. 実際の蛍光抗体法の画像も一応載せておきます. ピカっと光っている部分が, 抗体の沈着しているところになります. 左図のように表皮全体が光ると尋常性天疱瘡であり, ここに画像はありませんが, 落葉状天疱瘡では表皮上層のみが光ります. 右図は基底膜部分がピカっと光っており, 水疱性類天疱瘡の所見です.

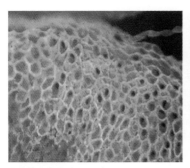 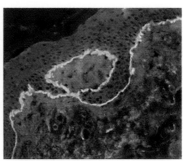

尋常性天疱瘡 （108I19）　　　　　水疱性類天疱瘡 （108I19）

111A34 難問

55歳の男性．全身の皮疹を主訴に来院した．1ヵ月前から頭部，顔面，頸部および体幹に皮疹が出現し，徐々に拡大してきた．胸部の写真（A）と皮膚生検の H-E 染色標本（B）とを次に示す．

診断として最も考えられるのはどれか．

a 疱疹状皮膚炎
b 尋常性天疱瘡
c 落葉状天疱瘡
d 水疱性類天疱瘡
e 後天性表皮水疱症

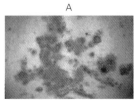
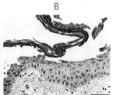

A
B

思考のプロセス

　皮疹ということで皮膚科疾患を考えていきます．病歴をみても，特異的な情報はありませんね．こういうときの画像は典型的のはずです．病理はイヤ！と拒絶反応が出たかもしれませんが，皮膚科で病理ときたら，水疱症か悪性腫瘍かのどちらかである可能性が高いです．その目でみると，腫瘍（細胞増殖）ではなく，裂隙（スキマ）がありますね．つまり，水疱症です．表皮内にありますから，b か c かの二択になるわけですが，口腔内には皮疹がなさそうであることから，c が正解となります．

　なお，めちゃくちゃマニアックですが，尋常性天疱瘡は表皮の下層，落葉状天疱瘡は表皮の上層に水疱ができます．一応，本文の画像（→ p82，図7-2, 3）でも見比べてみてください．

　本問の出題者は，おそらくその鑑別まで要求していると思いますが，ハッキリいってやり過ぎです．どこで何が役に立つかわからないだろ，という意見もあるかもしれませんが，皮膚科医あるいは病理医以外にこれを判別できる意義があるのかは甚だ疑問です．個人的には，こういう枝の先をつつくような問題を医学生に問うのはいかがなものかな，と思いますね．

106D51

60歳の女性．全身の皮疹を主訴に来院した．3ヵ月前から，特に誘因なく全身に痒みを伴う紅斑と水疱とが多発するようになったという．体幹と四肢とに紅斑と水疱とを認める．粘膜疹を認めない．皮膚生検の病理組織では表皮下水疱を認め，蛍光抗体直接法で表皮基底膜部にIgGとC3との線状沈着を認める．食塩水処理皮膚を用いた蛍光抗体間接法で表皮側にIgGの陽性反応を認める．両前腕屈側の写真を次に示す．

診断として最も考えられるのはどれか．

a　疱疹状皮膚炎
b　尋常性天疱瘡
c　水疱性類天疱瘡
d　後天性表皮水疱症
e　家族性良性慢性天疱瘡

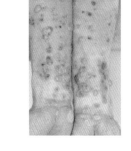

思考のプロセス

皮疹より皮膚科疾患を考えます．どういう皮疹かというと水疱ですね．粘膜疹を認めないことから尋常性天疱瘡は否定的です．また，かゆみを伴う紅斑があることから，水疱性類天疱瘡が考えやすいでしょう．蛍光抗体直接法では，表皮基底膜部にIgGとC3の沈着があるということですから，水疱性類天疱瘡に合致しますね．よって，cが正解．

なお，実際の臨床で迷うとしたら，dの後天性表皮水疱症です．なぜなら，水疱性類天疱瘡と同じく，表皮基底膜部に自己抗体が沈着して表皮下（基底膜下）に水疱を形成する疾患だからです．では，どうやって鑑別をしているかというと，食塩水で処理した皮膚に蛍光抗体間接法を行って，わずかな違いを描出しています．食塩水で処理した皮膚は真皮と表皮が分離されますが，水疱性類天疱瘡は表皮側に抗体が沈着するのに対し，後天性表皮水疱症は真皮側に抗体が沈着します．

専門家に文句をいわれたくない！ということで，今回の問題にも後天性表皮水疱症を否定する一文が載っている……というわけですね．

審美的な問題も軽視できない
角化異常

　「角化異常をきたす疾患って何？」と問われたら，乾癬と扁平苔癬の2つを即答できるようになっておきましょう．角化異常は**角層が肥厚した状態**のことで，いずれも，"**見た目だけ**"の問題と捉えられがちです．しかし，仕事に影響をきたしたりと日常生活に支障をきたすことも少なくなく，まだまだ社会的な理解が十分に得られているとはいいがたい疾患です．

◆乾癬は突貫工事で表皮を作っている

　乾癬という疾患名からは感染症っぽい感じがしますが，全く違います．まずはここをしっかり認識しましょう．単純なことですが，よく引っかかる人がいるので注意です．正式には尋常性乾癬といいます．

　表皮は基底層でつくられて上に移動し，いずれは脱落します．これをターンオーバーといって，その周期は28〜45日くらいです．この**ターンオーバーが極端に短くなってしまう**のが，乾癬です．約4〜8日くらいと短くなり，そうして出来上がった表皮は分厚く，角質の多い雑なつくりとなります．角質が多いために**銀白色の皮疹**としてみえるのが特徴的です（図8-1）．

　肥厚した角質は鱗屑（ふけ）となってパラパラと落ちます．特に頭のふけが目立つのでスーツが着られないなどの悩みを抱えていることが多く，

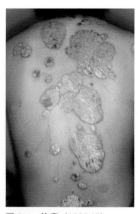

図8-1　乾癬（109B45）

仕事に支障をきたしてしまいます.

◆乾癬のキーワードをおさえよう！

　銀白色の皮疹以外にも重要なポイントがあります．それは，**Köbner 現**
象と **Auspitz 現象**が陽性になることです.

　Köbner 現象は，正常部位に刺激を与えると病変部と同様の変化を生じる
現象で，角化異常で陽性となります．ですので，乾癬だけでなく，後ほどお
話する扁平苔癬でも陽性となります.

　一方，Auspitz 現象は，病変部位に刺激を与えると点状出血を生じる現象
です．こちらは乾癬と 1 対 1 対応になります.

　これら 2 つの現象が，正常部位と病変部位のどちらに刺激を与えている
かというところをしっかり区別して覚えておきましょう！

◆乾癬の治療はすべて覚えよう！

重要 乾癬の治療といえば

① **ステロイド外用**
② **ビタミン D₃ 外用**
③ **PUVA 療法**

PUVA 療法とは光線療法の 1 つで，紫外線（UVA）を照射するものです．
ちなみにですが，「P」は Psoralen の略で，光に対する感受性を高める薬剤
です．最近ではこの Psoralen を用いず，波長の異なる紫外線（UVB）を使
用する光線療法が主流になりつつあります．

これも含めて，乾癬の治療は**体の外からの治療が主体である**ということが
ポイントです．特に**ステロイドの内服は禁忌**となるので注意してください．
なぜなら，**膿疱性乾癬**という疾患を引き起こす危険があるためです．

〜なぜ乾癬は夏に軽快するのか〜

乾癬は**夏に軽快する**ことが知られています．なぜでしょうか？　理由を導き
出してみてください．ヒントは治療法にあります．
……答えにいきます．乾癬の治療の 1 つに PUVA 療法というものがありまし
たね．これは紫外線を用いる治療でした．夏は紫外線が強くなります．つまり，
太陽の光が治療になっているわけですね．さらに思考を深めると，腕などの露出
部位よりも体幹などの**日光に当たりづらい部位に皮疹が好発する**というのも推測
できると思います．

◆乾癬は SMAP-AKB(V)48 で覚えよう

ちょっと Advanced な内容となりますが, 余裕がある人はさらに乾癬について 3 つほど知識をインプットしてください.

1 つ目は, **関節炎を合併する**こと. 特に DIP 関節に生じやすく, これは関節リウマチ (RA) との鑑別点になります.

2 つ目は, **爪に点状陥凹**をきたすこと. ちなみにですが, これがある人は関節炎を合併しやすいともいわれています.

3 つ目は, 病理で **Munro 微小膿瘍** という所見がみられること. これは何かというと, 角層直下に好中球が浸潤した状態 (無菌性) をみています. ちなみにですが, 真皮に好中球が浸潤するのは? ……そう, Sweet 病ですね.

以上のように, 乾癬は覚える量がやや多いです. そこで, 著者なりに語呂合わせを作ってみました. 国民的アイドルグループの SMAP と AKB48 を融合して「SMAP-AKB48」で覚えちゃいましょう!

8
角化異常

◆扁平苔癬も角化異常の１つ

扁平苔癬は何らかの誘因（HCV, 歯科金属, 薬剤など）によって，角化異常をきたしたものです．乾癬と比べると**紫紅色の皮疹**であり，**光沢**を伴うこともあります（**図8-2**）．やや細かい知識ですが，表面には細かな灰白色の線がみられることも多く，これを **Wickham 線条**といいます．
ウィッカム

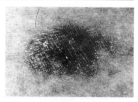

図8-2　扁平苔癬（105G51）

Amasawa's Advice

💡 紫紅色（＋光沢）の皮疹 → 扁平苔癬をまず考えよう！

この疾患の最大のポイントは**口腔内病変**をきたすことです．口腔内病変といえば，下記３つを思い浮かべてください．

重要　**口腔内病変といえば**

① **重症薬疹**
② **尋常性天疱瘡**
③ **扁平苔癬**

また，乾癬のところで説明したように，**Köbner 現象**が陽性になります．治療は**原因の除去**に努め，対症療法としてステロイド外用を行います．

～苔癬と苔癬化は異なる～
たいせん　たいせん か

第２章で扱った湿疹三角の最後に「治癒」と「苔癬化」という言葉があります．この「苔癬化」というのは，炎症が長引いた結果，皮膚がごわごわに厚くなってしまった状態です．ざっくりいうと，湿疹がうまく治らなかった！という状態です．今回扱った「苔癬」とは別物ですので，注意してください．

疾患のまとめ **角化異常**

尋常性乾癬

病態生理	表皮ターンオーバーの短縮
症状	銀白色の皮疹，爪に点状陥凹
合併症	乾癬性関節炎（主に DIP 関節）
検査	Köbner 現象（+），Auspitz 現象（+）
病理	Munro 微小膿瘍（角層直下に好中球浸潤），表皮突起の延長
治療	ステロイド外用，ビタミン D_3 外用，PUVA 療法
禁忌	ステロイド内服（→膿疱性乾癬）
備考	夏に軽快する

扁平苔癬

原因	HCV，歯科金属，薬剤など
症状	紫紅色の皮疹（光沢，口腔内病変あり）
検査	Köbner 現象（+）
治療	原因の除去，ステロイド外用
備考	Wickham 線条も特徴的である

解いてみた
角化異常

100B11

乾癬について正しいのはどれか.

a　糸状菌感染症である.

b　真皮に好中球が集積する.

c　表皮角化細胞の分裂能が低下する.

d　PUVA 療法が用いられる.

e　副腎皮質ステロイド薬内服が第一選択である.

思考のプロセス

　1 つずつみていきましょう. a は違いますね. 乾癬は感染症ではありません. 冗談のようですが, 焦っている本番だとなぜか引っかかります. b は Sweet 病のことですね. 乾癬の病理でみられる Munro 微小膿瘍は角層直下に好中球が浸潤したものです (参考). c は逆ですね. 分裂能が亢進しターンオーバーが短くなって突貫工事が行われているのが本疾患でした. d は文句なく, 正解です. e は引っかからないように注意してください. ステロイドを内服すると膿疱性乾癬を生じるので禁忌となります. しっかり練り込んで作られており, 色々考えさせられる良問です.

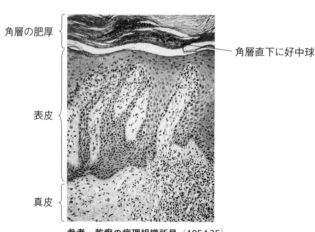

角層の肥厚

角層直下に好中球

表皮

真皮

参考　乾癬の病理組織所見　(105A25)

10414

尋常性乾癬でみられるのはどれか. **2 つ選べ.**

a Auspitz 現象

b Darier 徴候

c Köbner 現象

d Leser-Trélat 徴候

e Nikolsky 現象

思考のプロセス

　即答しましょう. a と c が正解ですね. なお, Köbner 現象は扁平苔癬でも陽性となるものですが, Auspitz 現象は尋常性乾癬に 1 対 1 対応になるのでした.

　2 週目の方は, 他の選択肢についてもどんな疾患を想起すべきかをいえるようになっておくとよいです. b は肥満細胞腫, d は悪性腫瘍の合併, e は ① TEN, ②尋常性天疱瘡, ③ SSSS の 3 つを考えるべき所見です.

尋常性乾癬で**認めない**のはどれか.

a　爪の点状陥凹

b　乾癬性関節炎

c　病変部位を引っ掻くと生じる点状出血

d　正常部位を引っ掻くと生じる病変部と同様の変化

e　正常部位を引っ掻くと生じる水疱

思考のプロセス

　尋常性乾癬は覚えることが多いので,「SMAP-AKB48」でまとめておくと楽です. これを踏まえた上で1つずつみていきましょう. a はいいですね.「Kanou」に該当します. b もいいですね.「Arthritis（関節炎）」に該当します. なお, 本文でも解説しましたが, 爪に点状陥凹があると関節炎を合併しやすいことが知られています. c は「Auspitz 現象」, d は「Köbner 現象」の説明ですので, それぞれ該当しますね. 所見名だけでなく, その内容までしっかりと理解しておくことが重要です. よって, 残った e が正解. ちなみにですが, e は Nikolsky 現象の説明です. 当然,「SMAP-AKB48」にも該当しません.

40歳の男性．増悪する皮疹を主訴に来院した．3年前から体幹に軽い瘙痒感を伴う厚い銀白色の皮疹が生じていた．家族と海水浴に出かけ，強い日焼け後に同様の皮疹が腕などに出現し，商談などに支障をきたしている．

適切な治療でないのはどれか．

a　生物学的製剤注射

b　レチノイド内服

c　ステロイド内服

d　ビタミンD_3外用

e　免疫抑制薬内服

思考のプロセス

　皮疹より皮膚科疾患を考えます．病歴を追っていくと，「銀白色の皮疹」とありますね．これは乾癬のキーワードです．また，「強い日焼け後に同様の皮疹」というのはKöbner現象を示唆しています．日光自体は乾癬を軽快させますが，日焼けまでいってしまうと，むしろ刺激になって増悪因子になってしまいます．

　乾癬の治療といえば，①ステロイド外用，②ビタミンD_3外用，③PUVA療法の3つでした．特にステロイドは外用であるというのがポイントで，内服薬は膿疱性乾癬を引き起こすため禁忌です．よって，cが正解．

　なお，この問題では生物学的製剤（TNF-α製剤など），レチノイド内服（ビタミンA誘導体），免疫抑制薬内服（シクロスポリンなど）も治療の選択肢として挙げられていますね．最近では，難治例にはこういったものも使われるようになってきています．余力があればおさえておいてください．

オリジナル

扁平苔癬について**誤っている**ものはどれか.

a　口腔内病変をきたす.

b　軽度の瘙痒感がある

c　皮疹は紫紅色である.

d　Köbner 現象が陽性である.

e　Auspitz 現象が陽性である.

<hr>

思考のプロセス

　1 つずつみていきましょう. a はいいですね. 口腔内病変といえば, ①重症薬疹, ②尋常性天疱瘡, ③扁平苔癬の 3 つです. b は本文で触れていませんね. ただ, たいていの皮膚疾患は多少の瘙痒感が出てもおかしくありません. c はいいですね. 同じ角化異常でも, 乾癬では銀白色の皮疹, 扁平苔癬では紫紅色の皮疹としてみられます. d もいいですね. Köbner 現象は角化異常で陽性となります. 一方, Auspitz 現象は乾癬に 1 対 1 対応でした. よって, e が正解.

57 歳の女性．下肢の皮疹を主訴に来院した．6 ヵ月前から激しい瘙痒を伴う皮疹が多発し，自宅近くの診療所で副腎皮質ステロイド外用薬を処方されているが，寛解と増悪を繰り返すため受診した．下肢の広範囲に米粒大から爪甲大の丘疹，結節が多発し，表面は紫紅色調で光沢を帯び，白色線条を伴う．既往歴に特記すべきことはない．内服している薬はない．皮膚生検を施行したところ，表皮基底細胞の液状変性と表皮直下の帯状細胞浸潤を認めた．下肢の写真（A）及び生検組織の H-E 染色標本（B）を次に示す．

A

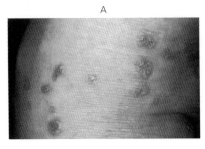

B

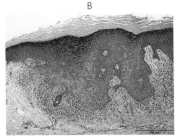

さらに確認すべき部位はどれか．

a 頭皮
b 口腔粘膜
c 腋窩
d 背部
e 臍部

思考のプロセス

　皮疹から皮膚科疾患を考えます．皮疹に対してステロイド外用薬を使うも，よくなったり，悪くなったりを繰り返しているとのことです．皮疹の性状をみると「紫紅色（＋光沢）の皮疹」ということですね．これは扁平苔癬を考えるキーワードです．なお，「白色線条を伴う」とありますが，これは本文でも触れた Wickham 線条のことです．画像はあえて見る必要はありません．問題文でほぼ解説してくれていますし，病歴で明らかなときはむしろ混乱するもとになるので，サラッと流しておくのがコツです．扁平苔癬では口腔内病変をきたすことがポイントであり，b が正解ですね．

9

放っておいて消えるかどうかに注目！

経過観察

国試の傾向と対策

　ここで扱う疾患は日常的によく見るものもあると思います．意識しておくべきは，**①通称は何か ②自然消退するのか ③ほかに鑑別しておくべき疾患はあるのか**という3点です．必ずしも3点揃うものばかりではないですが，「**色素性母斑**」ならば，**①ほくろ，②自然消退しない，③メラノーマ**といった具合です．

◆太田母斑

　太田母斑は**三叉神経領域**の**真皮**に母斑細胞というメラノサイトに類似した細胞が増殖したものです．通常メラノサイトは表皮の基底層に存在し，メラニンが沈着すると黒色にみえますが，真皮にメラニンが沈着すると青色にみえます．そのため，顔面片側性に青い色素斑としてみられます．非常に特徴的な見た目ですので，画像をみてインプットしてしまいましょう（**図9-1**）．

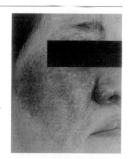

図9-1　太田母斑（101H49）

　命に関わることはありませんので，**経過観察**でOKです．ですが，自然消退しませんので，美容上問題になります．そんな場合は，メラニンをターゲットとする**レーザー療法**を行うこともあります．

◆蒙古斑

　太田母斑のお尻バージョンだと思ってください（**図9-2**）．日本人の赤ちゃ

んには，ほぼ100％あります．こちらは自然消退しますので，当然，**経過観察**で OK です．

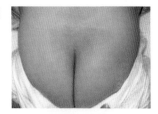

図 9-2　蒙古斑（105G26）

◆ケラトアカントーマ

名前からは悪そうな感じがしますが，自然消退する良性病変です．問題なのは，見た目も悪そうだということ（**図 9-3**）．そのため，有棘細胞癌によく間違えられます．また，病歴でも，**中高年に好発＆急速増大**という，一見悪性腫瘍を疑わせるものが並びます．ときに専門医でも見分けるのが難しいといわれていますので，素人目の判断は諦めてください．切除生検したら良性でした～～くらいのスタンスでいましょう．

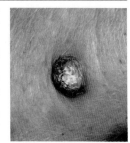

図 9-3　ケラトアカントーマ（113D20）

◆ Gibert 薔薇色粃糠疹

名前のインパクトが強いですね（笑）．疾患名だけでなく，皮疹の名前も非常に特徴的です．その名も**クリスマスツリー様皮疹**です．**若年者**に好発し，数か月以内に**自然消退**します．

◆イチゴ状血管腫（乳児血管腫）

乳児にみられます．毛細血管から発生する良性腫瘍であり，**赤色の腫瘤**としてみられます（**図 9-4**）．数年で**自然消退**します．

ただし，巨大な血管腫には注意してください．内部で出血を繰り返し，血小板が消費されることで，DIC を合併することがあります．これを **Kasabach-Merritt 症候群**といいます．

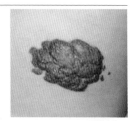

図 9-4　イチゴ状血管腫（105G26）

なお，ここまで学んだ自然消退する疾患は「MAGI（マジ）で消える！」と覚えておくとよいでしょう.

◆脂漏性角化症（老人性疣贅）

いわゆる**年寄りイボ**．加齢性変化で生じるもので，ほとんどの**高齢者**にみられます．一見すると悪性腫瘍っぽくもみえますが良性であり，粘土細工を貼り付けたような黒褐色の疣贅（イボ）です（**図9-5**）．放っておいて問題ありませんが，自然消退はしません.

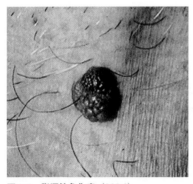

図 9-5　脂漏性角化症（98D6）

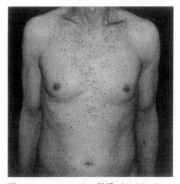

図 9-6　Leser-Trélat 徴候（102E44）

ただし，脂漏性角化症が急速に多発したときは注意しましょう．この場合，背景に内臓の悪性腫瘍が隠れていることがあるといわれており，これを**Leser-Trélat 徴候**といいます（**図9-6**）.

◆ 雀卵斑
<small>じゃくらんはん</small>

　いわゆる**そばかす**．メラノサイトの機能亢進が原因といわれており，**日光**が誘因となります．ですので，**夏に悪化**します．

◆ 肝斑
<small>かんぱん</small>

　いわゆる**しみ**．女性の天敵ですね……．加齢や妊娠で増加します．こちらも**日光**が誘因となりますので，日焼け止めで予防しましょう．

◆ 色素性母斑

　いわゆる**ほくろ**．メラノサイトに類似した母斑細胞が増殖したものです．後述する悪性黒色腫（メラノーマ）との鑑別が重要です．

◆ 尋常性痤瘡

　いわゆる**にきび**．アクネ菌が原因といわれています．治療は，スキンケアや生活の改善を基本としますが，ひどい場合には抗菌薬などの薬剤を用いることもあります．

表　経過観察する疾患まとめ

疾患名	通称	自然消退	鑑別
太田母斑	顔の青あざ	×	
蒙古斑	お尻の青あざ	○	
ケラトアカントーマ		○	有棘細胞癌
Gibert 薔薇色粃糠疹		○	
イチゴ状血管腫		○	
脂漏性角化症	年寄りイボ	×	
雀卵斑	そばかす	△	
肝斑	しみ	△	
色素性母斑	ほくろ	△	悪性黒色腫
尋常性痤瘡	にきび	○	

◀ 経過観察

太田母斑

病態生理	真皮で母斑細胞（メラノサイト類似）が増殖
症状	顔面片側性（三叉神経領域）に青い色素斑
治療	経過観察，レーザー療法
備考	日本人に多い

自然消退するもの

蒙古斑	小児の殿部にできる青い色素斑
ケラトアカントーマ	中高年に好発し，有棘細胞癌に間違えられやすい
Gibert 薔薇色粃糠疹	若年者にクリスマスツリー様皮疹を生じる
イチゴ状血管腫	乳児に好発する毛細血管（赤色）から生じる良性腫瘍 巨大なものは Kasabach-Merritt 症候群に注意が必要である
尋常性痤瘡	にきび．アクネ菌が原因とされ，抗菌薬を用いることもある

自然消退しにくいもの

脂漏性角化症	年寄りイボ．Leser-Trélat 徴候（多発）で悪性腫瘍に注意する
雀卵斑	そばかす．日光が誘因となる
肝斑	しみ．日光だけでなく，加齢や妊娠でも増加する
色素性母斑	ほくろ．悪性黒色腫（メラノーマ）との鑑別が重要である

113D3

真皮メラノサイトが増生しているのはどれか.

a　太田母斑

b　表皮母斑

c　扁平母斑

d　色素性蕁麻疹

e　café au lait 斑

思考のプロセス

　真皮でメラノサイトが増生すると,青色の色素斑としてみられるのでした.太田母斑や蒙古斑が代表的ですね. よって, a が正解.

　なお, 母斑とは皮膚を構成する細胞の一部がうまく分化できずに増えて生じたデキモノのことです. 皮膚にはメラノサイト以外にも数多くの細胞があるので, ○○母斑という疾患名はたくさん存在します. また, 他の合併症をきたしたものを母斑症といいます. e の café au lait 斑は神経線維腫症(NF-1)の皮疹として有名ですが, NF-1 はほかにも多彩な合併症がみられるので, NF-1 は母斑症の 1 つともいえます.

111164

20歳の男性．右顔面の青色の色素斑を主訴に来院した．3年前から色素斑が出現し，次第に濃くなってきたため受診した．顔面の写真を次に示す．

この疾患について正しいのはどれか．

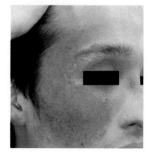

a　表皮顆粒層のメラニン沈着による．

b　レーザー治療が有効である．

c　日本人では少ない．

d　悪性化しやすい．

e　遺伝性である．

思考のプロセス

　青色の色素斑ということですね．顔面に生じており，太田母斑の診断に迷いはないでしょう．その上で1つずつ選択肢をみていきましょう．

　aは違いますね．表皮ではなく，真皮にメラニンが沈着してしまうのでした．bが正解ですね．経過観察でも構いませんが，患者さんに希望があればレーザー療法で治療を行います．cは初出ですが，日本人で多いことが知られています．ちなみにですが，太田母斑は日本人の太田正雄先生がみつけたことから，この名がついています．dも違いますね．太田母斑は良性病変です．eも初出ですが，遺伝性はありません．細胞の分化異常です．

自然消退**しない**のはどれか.

a　イチゴ〈苺〉状血管腫

b　ケラトアカントーマ

c　Gibert 薔薇色粃糠疹

d　蒙古斑

e　脂漏性角化症

思考のプロセス

　自然消退するものといえば,「MAGI で消える！」でしたね. M：蒙古斑, A：ケラトアカントーマ, G：Gibert 薔薇色粃糠疹, I：イチゴ状血管腫です. よって, e が正解.

次の中で**誤っている**のはどれか. **2つ選べ.**

a 脂漏性角化症は診察する必要がない.

b 尋常性痤瘡がひどい場合は背景疾患を検索する.

c 肝斑は日光の影響を受ける.

d 雀卵斑は日光の影響を受ける.

e 色素性母斑は転移する可能性がある.

思考のプロセス

1つずつみていきましょう. a は違いますね. 脂漏性角化症は良性病変ですが, 中には悪性腫瘍と見間違えるようなものもありますし, 脂漏性角化症が急速に多発した場合は Leser-Trélat 徴候として悪性腫瘍の可能性を考えなくてはいけません. b はいいですね. 内科領域ですが, Cushing 症候群でにきびが増えるのは有名な知識でしょう. c, d もいいですね. 肝斑はしみ, 雀卵斑はそばかすのことであり, これらは日光が誘因となります. e は違いますね. 色素性母斑はほくろのことであり, 転移しません. 転移するのは, 鑑別となる悪性黒色腫です. よって, a, e が正解.

10 全身どこの皮膚からも発生する 悪性腫瘍

国試の傾向と対策

　皮膚科の悪性腫瘍は，見た目が悪そうなものはわかりやすいものの，**一見，悪性腫瘍にみえないもの**もあって一筋縄ではいきません．もちろん，その逆もあります．ですから，「**見た目だけでなく，病歴も大事にする**」という考え方をやはり大切にしましょう．

◆皮膚悪性腫瘍に共通すること

　基本的に**中高年**に好発します．特に**不整な形状**あるいは**拡大傾向**にある皮膚腫瘤に注意しましょう．最終的な診断には病理が必要不可欠です．

　ただ，国試において病理像から疾患名を特定するのはハードルがめちゃくちゃ高いです．そこで皆さんに着目してほしいのは，**N/C 比が高くなる≒核が大きくなる**という悪性腫瘍に共通する特徴です（**図 10-1**）．とりあえず，悪性腫瘍ということだけわかれば及第点といえるでしょう．余裕が出てきたら，疾患ごとに特徴的な病理所見を覚えてもらえればいいと思います．

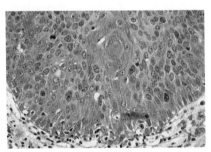

図 10-1　N/C 比が高い異型細胞（101G9）

やや外法ではありますが，国試で病理像が出てくれば悪性腫瘍の可能性が高いともいえます．病理が苦手！と思っている人も少なくないと思いますが，悪性腫瘍かもしれない！と思えるだけでも，かなりのヒントになると思います．皮膚悪性腫瘍の治療は，原則**手術**をします．

病理像がついている問題 → 悪性腫瘍の可能性を考えよう！

◆悪性黒色腫（メラノーマ）

表皮にあるメラノサイトから発生する悪性腫瘍です．日本人では末端黒子型という病型が最も多く，物理的刺激の加わりやすい**手掌**や**足底**に好発することが知られています（**図 10-2**）．

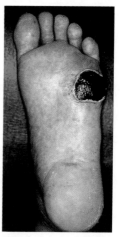

図 10-2 メラノーマ（96F16）

前述したように，皮膚の悪性腫瘍は病理での確定診断が必要不可欠です．皮膚の悪性腫瘍は内臓の悪性腫瘍とは違い，表面からアプローチできるので生検のハードルが低めです．しかし，メラノーマについては飛散してしまう危険があるため，一部だけをとってくる部分生検は禁忌とされています．

気軽に生検ができないとなれば，疑わしきは全例手術をすべきでしょうか？……さすがに，それはやりすぎですよね．メラノーマは非常に稀な腫瘍ですので，手術をしまくったとしても，ほとんどは色素性母斑（ほくろ）という結果で終わってしまうことでしょう（苦笑）．

そこで有用となるのが，**ダーモスコピー**です．これは拡大鏡で，真皮浅層まで観察することができます．疥癬トンネルもこれでみるのでしたね．第9章でお話したとおり，悪性黒色腫（メラノーマ）は色素性母斑（ほくろ）との鑑別が重要で，これとの違いは ABCDE で表現されます．

Asymmetry ：非対称性
Borderline irregularity ：境界不明瞭
Color variegation ：多彩な色調　（※黒さの強さは関係ない）
Diameter enlargement：6 mm 以上で拡大傾向
Evolution ：性状の変化

治療はやはり切除です．ですが，メラノーマは転移しやすいことが知られています．そのため，センチネルリンパ節（最初に転移しうるリンパ節）の生検を行って，リンパ節郭清を追加すべきかを決めています．なお，最近では**免疫チェックポイント阻害薬（PD-1 阻害薬）**という新しい薬を使う機会も増えてきました．

◆有棘細胞癌（SCC）

表皮にある角化細胞から発生する悪性腫瘍です．有棘細胞癌はいかにも悪性腫瘍！という見た目をしていることが多いです（**図 10-3**）．ですが，前述した通り，良性腫瘍であるケラトアカントーマと区別がつきにくいです．

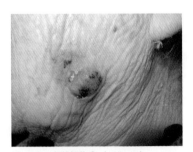

図 10-3　**有棘細胞癌**（105A41）

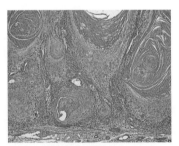

図 10-4　**癌真珠**（105A41）

有棘細胞癌は日光，熱傷，放射線などがリスクになります．覚えておくべきは**リンパ節転移しやすい**ということです．これは次にお話する基底細胞癌との大きな違いであり，予後の差が生じる理由の 1 つです．なお，余裕がある人は，病理像で角化による**癌真珠**がみられるということをおさえておいてください（**図 10-4**）．

◆基底細胞癌（BCC）

表皮にある基底細胞から発生する悪性腫瘍です．リスクは**日光**であり，日光の当たりやすい顔面（**鼻**など）にできやすいことが知られています（**図10-5**）．

前述していますが，有棘細胞癌と違って**転移はかなり稀**であり，予後は比較的良好です．

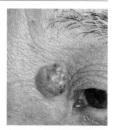

図 10-5　基底細胞癌
（108I61）

◆ Bowen 病≒光線角化症（日光角化症）

どちらも**有棘細胞癌の前癌病変**です．一応違いを説明しておくと，Bowen 病は表皮全層に異型細胞が増殖したもので，光線角化症は表皮基底層を中心に異型細胞が増殖したものです．言い換えると，これらは表皮内にとどまって基底膜を破壊していない状態（＝表皮内癌）というわけですね．

赤くてかさかさした見た目であることが多いですが，いずれも特徴的な所見に乏しいです（**図10-6**）．そのため，病理での判定がほぼすべてです（**図10-7**）．ですが，有棘細胞癌へ移行したかどうかは，見た目でもある程度判別することができます．……それは，**出血の有無**です．表皮には血管がありません．出血があるということは基底膜を破って真皮に到達したと考えられるため，有棘細胞癌への移行を考える根拠となります．

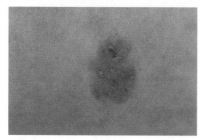

図 10-6　Bowen 病（101G9）

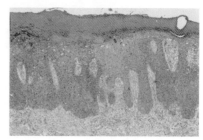

図 10-7　Bowen 病の病理像（101G9）

なお，基底細胞癌の発生母地もあり，こちらは**脂腺母斑**といいます．「生まれたときからの脱毛病変」をキーワードに覚えておいてください．

Amasawa's Advice

> 有棘細胞癌の前癌病変 → Bowen 病，光線角化症
> 基底細胞癌の発生母地 → 脂腺母斑

◆乳房外 Paget 病

　アポクリン汗腺から発生する悪性腫瘍です．アポクリン汗腺は腋窩，乳輪，外陰部，肛門に存在するため，これらの部位に発生します．

　乳房外 Paget 病は，ジュクジュクした紅斑としてみられます．つまり，**一見するとただの湿疹にみえます**（図 10-8）．見た目での判別はときに専門医でも難しいので，ステロイド外用をしても治らない湿疹をみたら生検を視野に入れるという考え方が正解です．病理像では表皮内に**明るい大型の細胞**（**Paget 細胞**）がみられるのが非常に特徴的です（図 10-9）．

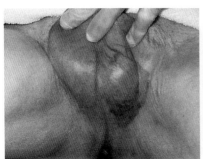
図 10-8　乳房外 Paget 病（100A8）

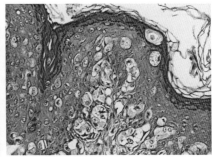
図 10-9　Paget 細胞（100A8）

Amasawa's Advice

> 難治性の湿疹 → 乳房外 Paget 病を考えよう！

◆菌状息肉症

ちょっと特殊な悪性腫瘍です．**T細胞由来
のリンパ腫**が皮膚に浸潤したもので，難治性
の皮疹を生じます．初期の見た目は湿疹ある
いは乾癬に類似します（**図10-10**）．ポイントは
治療の主役が外科的切除ではなく，**光線療法**
（**PUVA療法など**）となることです．

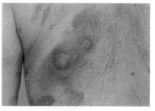

図 10-10　菌状息肉症（95D34）

　基本的に**緩徐進行型**で，数十年もの間，皮疹以外の症状に乏しいというこ
とも珍しくありません．ただし，紅皮症（体表面積の80％以上に及ぶ紅斑），リ
ンパ節腫大，末梢血の異型リンパ球の増加などを合併することがあり，これ
を **Sézary 症候群**といいます．

～有棘細胞癌を発見!?～

　著者が医学生のときの話です．アルバイト先の店長から「父が足を痛がるか
ら，ちょっと診てくれない？」と頼まれました．「素人に毛が生えたレベルです
から無理ですよ」と一度は断ったのですが，それでもということで部屋に案内さ
れました．
　失礼を承知でいいますが，**部屋の中はとんでもない悪臭で充満**していました．
正直いうと，「店長はこれを毎日嗅いでいて，なぜ正気を保てるのか!?」と思う
ほどでした．実際に足をみてみると，ジュクジュクした病変があることはわかりま
した．話を聞くと「昔，火傷した部分が最近痛くなってきた」ということでした．
　熱傷の既往＋悪臭 → 有棘細胞癌！……などといえればカッコよかったかもし
れませんが，当時はその知識もなく，「何かに感染したのかもしれません．ちゃ
んと病院で診てもらいましょう」と告げました．後日，有棘細胞癌とわかりまし
た．**進行した有棘細胞癌はとてつもない悪臭を伴う**ということは，その後も忘れ
られない経験となりました．

悪性黒色腫（メラノーマ）

好発	中高年の手掌や足底
検査	ダーモスコピー
鑑別	色素性母斑
治療	手術 （※センチネルリンパ節生検を行ってリンパ節郭清の有無を検討する） 免疫チェックポイント阻害薬（PD-1 阻害薬）
禁忌	生検

有棘細胞癌（SCC）

好発	中高年
リスク	日光，熱傷，放射線など
鑑別	ケラトアカントーマ
病理	N/C 比↑，癌真珠
治療	手術
備考	リンパ節転移しやすく，予後不良である 悪臭を伴うことがある

基底細胞癌（BCC）

好発	中高年の顔面（鼻など）
リスク	日光
治療	手術
備考	転移はかなり稀であり，予後良好である

Bowen 病/光線角化症

好発	中高年
リスク	日光，HPV，慢性ヒ素中毒
病理	N/C 比↑，表皮内にとどまる異型細胞増殖
治療	手術
備考	有棘細胞癌へ移行することがある

乳房外 Paget 病

好発	中高年の腋窩，乳輪，外陰部，肛門
症状	**湿疹様皮疹**
病理	明るい大型の細胞（Paget 細胞）
治療	手術
湿疹との鑑別	片側性かどうか

菌状息肉症

症状	湿疹様皮疹
病理	Pautrier 微小膿瘍（表皮内に異型リンパ球が浸潤）
治療	**光線療法**（PUVA 療法など）
備考	**Sézary 症候群**（紅皮症など）に注意する 基本的に緩徐進行型である

107E20

悪性黒色腫と良性の色素性病変との鑑別に有用な検査はどれか.

a 硝子圧法

b 皮膚描記法

c パッチテスト

d プリックテスト

e ダーモスコピー試験

思考のプロセス

悪性黒色腫（メラノーマ）には一部だけをとってくる部分生検は禁忌です.そのため，ダーモスコピーを使った詳細な評価が重要なのでした.よって，e が正解.

他の選択肢もみておきましょう. a は紅斑と紫斑を区別するためのものでしたね. b は皮膚をこすった部分に皮疹を生じるもので，白色ならアトピー性皮膚炎，赤色なら蕁麻疹を考えます. c は IV 型アレルギー，d は I 型アレルギーに用いるものでした.

69歳の男性. 顔面の皮疹を主訴に来院した. 以前より顔面のしみが多かったが, 3ヵ月前からその一部の色が濃くなり, 拡大してきたという. 顔面の写真 (A) と黒色斑のダーモスコピー像 (B) とを次に示す.

この患者について正しいのはどれか.

a 放射線治療が有効である.
b 液体窒素療法が有効である.
c 病変の深達度が予後に影響する.
d ヒトパピローマウイルス〈HPV〉が発症に関与する.
e センチネルリンパ節生検が診断のために必要である.

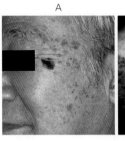
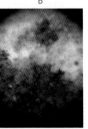

A B

10
悪性腫瘍

思考のプロセス

　しみの一部の色が濃くなって拡大してきたということですね. 病歴に乏しいため, 画像が典型的なはずです. 安心してみると, "ほくろ"のような黒色の皮疹がありますね. 病歴と合わせると悪性黒色腫の可能性が十分考慮されます.

　選択肢も悪性黒色腫に準じた内容となっていますね. 1つずつみていきましょう. a と b は違いますね. 切除が基本となります. c は一旦パス. d は関係ありませんね. 尋常性疣贅の引っ掛けかもしれませんが, 仮にもしそうだとすると, b も正解となってしまいます. e は違いますね. リンパ節郭清を追加すべきかには重要ですが, 診断そのものには関係ありません. よって, 残った c が正解. メラノーマは広がりよりも深さが予後に関係すると知られています.

　なお, 皮疹の性状は Asymmetry, Borderline irregularity, Color variegation, Diameter enlargement, Evolution と悪性黒色腫を疑う所見が揃ってはいますが, 皮膚科専門医でないと決め打つのは難しいと思います.

有棘細胞癌について**誤っている**ものはどれか.

a　悪臭を伴うことがある.

b　リンパ節転移しやすい.

c　脂腺母斑が発生母地となる.

d　病理では癌真珠がみられる.

e　ケラトアカントーマとの鑑別が重要である.

思考のプロセス

　1つずつみていきましょう. a はいいですね. 有棘細胞癌は悪臭を伴うことがあるというのは必須暗記事項です (→ p118, コラム参照). b もいいですね. 有棘細胞癌はリンパ節転移しやすく, 基底細胞癌と比べると予後が悪いです. c が違いますね. 脂腺母斑は基底細胞癌の発生母地でした. 有棘細胞癌の前癌病変といえば光線角化症や Bowen 病です. なお, 脂腺母斑は他の皮膚悪性腫瘍の発生母地になることもありますが, 国試では基底細胞癌と覚えておけばいいでしょう. d はいいですね. 角化傾向を伴う腫瘍であり, それを示唆する所見が癌真珠です. e もいいですね. 見た目だけでは, ときに専門医でも難しいことがあります. よって, c が正解.

　なお, 本文中では「生まれたときからの脱毛病変」をキーワードとして脂腺母斑を紹介しましたが, 画像も一応載せておきます (参考).

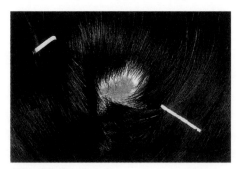

参考　脂腺母斑 (96A6)

107D23

88歳の女性．皮疹を主訴に来院した．3年前から右大腿に皮疹が出現し徐々に拡大してきた．痒みや痛みはない．右大腿伸側に長径約5cmで一部にびらんを伴う紅斑局面がある．意識は清明．身長164cm，体重62kg．脈拍64/分，整．血圧124/84mmHg．呼吸数24/分．血液所見と血液生化学所見とに異常を認めない．初診時の大腿の写真（A）と病変部の生検組織のH-E染色標本（B）とを次に示す．

A

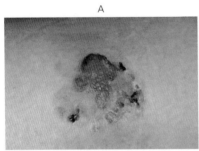

B

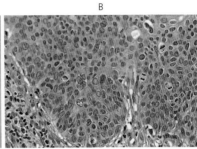

治療として適切なのはどれか．

a　光線療法

b　外科的切除

c　抗癌化学療法

d　抗菌薬の投与

e　抗真菌薬の投与

思考のプロセス

　皮疹より皮膚科疾患を考えます．病歴をみてみるとキーワードになりそうなものはありません．ですが，高齢者であること，皮疹が徐々に拡大しているエピソードから，悪性腫瘍を念頭においておく必要がありますね．

　病歴に乏しいときの画像は典型的のはず……そう思ってみると，皮膚所見は不整でなんとなく悪そうな見た目をしているのはわかりますよね．決定的なのは病理像で，N/C比の高い細胞がたくさんみられています．病理が苦手で全然わからない！という人もいるかもしれませんが，少なくとも，生検までしたという事実から，病歴と合わせて悪性腫瘍なのだろう，と予想はつけられるでしょう．基本的に皮膚悪性腫瘍の治療は切除ですから，bが正解．

なお，気になる病の人のために病理をもう少し詳細に解説しておくと，基底膜を越えていないため，表皮内癌であることがわかります．さらに，表皮全層に異型細胞がみられることから，今回は Bowen 病の診断です．光線角化症の場合は，表皮基底層（いちばん下の層）を中心に異型細胞が増殖します（参考）．国試レベルを超えているため，ここまで見極められる必要はありません．選択肢もそこまでは求めていませんよね．………と，思っていたのですが，114D62 で問われました．ここまで医学生に要求する〜!?

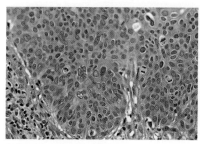
参考　Bowen 病（107D23）

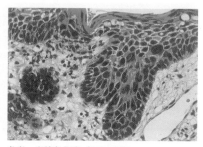
参考　光線角化症（102A34）

75歳の男性．5年前から外陰部に痒みを伴う皮疹が生じ，湿疹の診断で治療を受けているが改善しないため来院した．血液所見：赤沈 10 mm/1 時間，赤血球 390 万，Hb 12.5 g/dL，白血球 6,200，血小板 20 万．血清生化学所見：尿素窒素 18 mg/dL，クレアチニン 1.1 mg/dL．外陰部の写真（A）と皮膚生検組織の H-E および PAS 染色標本像（B）を示す．

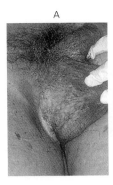
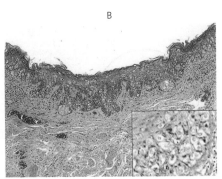

適切な治療はどれか．

a　抗真菌薬外用

b　免疫抑制薬内服

c　抗ウイルス薬内服

d　PUVA 療法

e　外科的治療

思考のプロセス

「湿疹の診断で治療を受けているが改善しない」というのは乳房外 Paget 病を考えるキーワードです．高齢者かつアポクリン汗腺のある陰部に生じているのも合致します．

生検も施行されていますね．N/C 比はよくわかりませんが，表皮の部分に非常に明るい大型の細胞がみられますね．これが Paget 細胞であり，乳房外 Paget 病の確定診断となります．よって，e が正解．

菌状息肉症について正しいのはどれか. **2つ選べ.**

a Köbner 現象が陽性である.

b Nikolsky 現象が陽性である.

c 重症化すると Sézary 症候群を起こす.

d B 細胞系の腫瘍である.

e PUVA 療法を行う.

思考のプロセス

　1つずつみていきましょう. a は違いますね. Köbner 現象は角化異常を起こす疾患で陽性になるもので, 乾癬と扁平苔癬の2つを考えます. b も違いますね. Nikolsky 現象は正常部位の皮膚をこすると表皮剥離・水疱を生じるもので, ① TEN, ②尋常性天疱瘡, ③ SSSS の3つを考えるべき所見です. c は正しいですね. 菌状息肉症に, 紅皮症(体表面積の80％以上に及ぶ紅斑), リンパ節腫大, 末梢血の異型リンパ球の増加などを合併したものです. d は違いますね. 菌状息肉症は T 細胞由来のリンパ腫です. e は正しいですね. 菌状息肉症は外科的手術ではなく, PUVA 療法などの光線療法を用いて治療をします. よって, c, e が正解.

11

みんなが嫌がるところは差がつく

神経皮膚症候群

11

神経皮膚症候群

国試の傾向と対策

　ここで学ぶものは「**出生時から存在する皮疹**」および「**成長とともに増大する皮疹**」がキーワードとなります．いずれも多彩な合併症をきたす疾患ですので，みんな苦手意識を持ちやすいところです．初学者は飛ばすのもアリですが，各疾患のキーワードをおさえておくだけでもいいでしょう．なお，有効な治療法はなく，すべて対症療法となります．

◆神経線維腫症1型（NF-1）

　常染色体優性遺伝（AD）の疾患で，von Recklinghausen 病とも呼ばれています．この疾患では **Café au lait 斑**という特徴的な皮疹を生じることが有名です（**図11-1**）．なお，やや Advanced ですが，腋窩や鼠径部に小さく集まって雀卵斑（そばかす）のようにみえることもあり，これは**雀卵斑様色素斑**といわれます．

　また，学童期以降には**神経線維腫**というボコボコした皮膚病変を生じることも知られています（**図11-2**）．

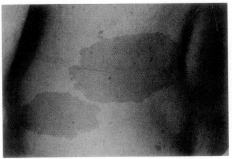

図 11-1　café au lait 斑（95G7）

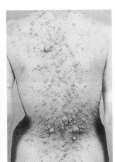

図 11-2　神経線維腫（98A6）

> **重要** **神経線維腫症 1 型の皮膚病変といえば**
>
> ① Café au lait 斑
> ② 雀卵斑様色素斑
> ③ 神経線維腫

NF-1 では，皮膚病変以外にもたくさん合併症がみられます．ここにはすべて挙げきれませんが，脳腫瘍，気胸，骨格異常（側弯など）が代表的です．

それから，神経線維腫症 2 型（NF-2）もあって，こちらは神経鞘腫を合併しやすいです．代表的なのは**聴神経腫瘍（特に両側性）**ですね．

◆結節性硬化症

常染色体優性遺伝（AD）の疾患で，Pringle 病とも呼ばれています．結節性硬化症といえば，以下 3 つを覚えておきましょう．

> **重要** **結節性硬化症の病変といえば**
>
> ① 血管線維腫
> ② 葉状白斑
> ③ てんかん（West 症候群など）

覚え方としては，「**赤白てんかん**」です．赤は血管線維腫，白は葉状白斑（**図 11-3**）を想起しましょう．

なお，結節性硬化症ではほかにも合併症がみられます．たとえば，脳室周囲の石灰化（**図 11-4**），肺リンパ脈管筋腫症（LAM），腎細胞癌，腎血管筋脂肪腫，心横紋筋腫，爪囲線維腫（Koenen 腫瘍）などです．

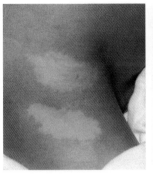

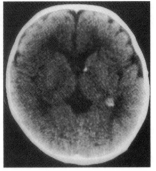

図 11-3　葉状白斑（96A44）　　　図 11-4　脳室周囲の石灰化（99G47）

◆ Sturge-Weber 症候群
（スタージ　ウェーバー）

　これのみ遺伝性疾患ではありません．この疾患も 3 つの括りで覚えてしまいましょう．

> **重要　Sturge-Weber 症候群の症状といえば**
>
> ① 顔面の血管腫
> ② 緑内障（牛眼）
> ③ てんかん

　ポイントは三叉神経領域に血管腫を生じるということです．ですので，太田母斑の赤色バージョンだと思っておくとよいです（**図 11-5**）．覚え方としては，「**赤緑てんかん**」です．赤は血管腫，緑は緑内障を想起しましょう．

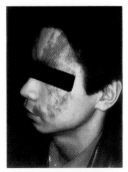

図 11-5　顔面の血管腫（97D7）

神経皮膚症候群

神経線維腫症 1 型 （NF-1）

遺伝	常染色体優性遺伝（AD）
症状	Café au lait 斑，雀卵斑様色素斑，神経線維腫
合併症	骨格異常（側弯など），脳腫瘍，気胸，虹彩結節など
治療	対症療法
備考	2 型は両側性の聴神経腫瘍を合併する

結節性硬化症 （Pringle 病）

遺伝	常染色体優性遺伝（AD）
症状	血管線維腫（顔面），葉状白斑，てんかん（West 症候群など） 肺リンパ脈管筋腫症（LAM），心横紋筋腫，腎血管筋脂肪腫， 爪囲線維腫（Koenen 腫瘍）
検査	頭部 CT で脳室周囲の石灰化
治療	対症療法

Sturge-Weber 症候群
（SWS）

遺伝	なし
症状	血管腫，緑内障（牛眼），てんかん
治療	対症療法
備考	三叉神経領域に生じる

解いてみた
神経皮膚症候群

95B9

遺伝性疾患はどれか.

a　苺状血管腫

b　結節性硬化症

c　Kaposi 水痘様発疹症

d　Kasabach-Merritt 症候群

e　Sturge-Weber 症候群

思考のプロセス

　覚えていれば一発です.結節性硬化症が常染色体優性遺伝(AD)なので,b が正解ですね.

　他の選択肢もみておきましょう.a は乳児にみられる毛細血管から生じる良性腫瘍でしたね.巨大なものでは,d の Kasabach-Merritt 症候群に注意しましょう.c はアトピー性皮膚炎に合併するもので,単純ヘルペスウイルス 1,2 型の感染が原因となるものでした.e も結節性硬化症と同じ神経皮膚症候群の 1 つですが,これだけは遺伝性がないのがポイントでしたね.しっかり復習しておきましょう.

111A2

神経線維腫症 1 型〈von Recklinghausen 病〉について正しいのはどれか.

a　聴神経腫瘍を合併する.

b　脊椎の変形は幼児期から発症する.

c　神経線維腫は学童期以降に出現する.

d　café au lait 斑は生後 6 か月以降に出現する.

e　café au lait 斑の数と神経線維腫の数は相関する.

思考のプロセス

　1 つずつみていきましょう. a は神経線維腫症 2 型（NF-2）に合併するものです. b は迷った人も多いと思います. NF-1 では骨格異常（側弯など）を起こしますが, 成長とともにみられやすいことが知られています. つまり, 幼児期ではなく, 学童期以降に発症します. c が正解ですね. d は違います.「出生時から存在する皮疹」がキーワードです. e も難しいですね. ただ, これらの相関性は乏しいといわれています.

　今回の問題は迷う選択肢も多かったかもしれませんが, c が圧倒的に正解なので, 一発正答しちゃってください. こういう一発正答できる問題というのは, 他の選択肢の除外が難しいことが多いので, 他の選択肢も余すことなく勉強するというよりは, サクッと次に進むのが◎です.

110A15

結節性硬化症でみられるのはどれか. **2つ選べ.**

a　てんかん
b　脊柱側弯
c　聴覚障害
d　血管線維腫
e　性腺機能低下

思考のプロセス

　結節性硬化症では,「赤白てんかん」がみられるのでした. つまり, 血管線維腫, 葉状白斑, てんかん（West 症候群など）ですね. よって, a, d が正解. 他の選択肢はみるまでもありません.

136

生後 1 ヵ月の乳児．1 ヵ月健康診査のために両親に連れられて来院した．在胎 38 週，出生体重 2,998 g で出生した．Apgar スコアは 8 点（1 分），9 点（5分）であった．出生後は完全母乳栄養であり，本日の体重は 4,050 g である．四肢を活発に動かし，固視を認める．体幹や四肢に 2〜3 cm の皮疹を 7 個認める．体幹部の皮疹を次に示す．父親には，鼻の周囲に多数の血管線維腫を認める．母親には皮疹を認めない．

両親への対応として適切なのはどれか．

a 「抗真菌薬を塗りましょう」

b 「心エコー検査を行いましょう」

c 「皮疹は自然に消失するでしょう」

d 「胸部エックス線写真を撮りましょう」

e 「皮疹が悪性化する可能性があります」

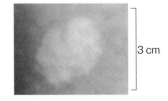

3 cm

思考のプロセス

　「出生時から存在する皮疹」と考えられるため，神経皮膚症候群が考えられます．白斑がみられることから，結節性硬化症を最も考えます．家族（父）に血管線維腫がみられるのも合致しますね．

　それを踏まえた上で 1 つずつみていきましょう．a は関係ないですね．真菌感染ではありません．b はいいですね．心横紋筋腫の合併がありえますので，評価しておきたいところです．また，裏技として，国試では超音波検査は間違いになりにくいです．というのも，侵襲性が低く，やるデメリットが特にないためです．c は違いますね．むしろ「成長とともに増大する」可能性があります．迷うとしたら d ですかね．ただ，何を目的にするのかというところが肝心です．肺の合併症として肺リンパ脈管筋腫症（LAM）はありますが，成人以降の合併症ですし，胸部 CT でないと診断は難しいです．また，超音波検査と違って，被曝のデメリットがありますよね．e は初出ですが，血管線維腫も葉状白斑も良性皮膚病変であり，悪性化することは基本ありません．よって，b が正解．

114A36

4歳の男児. 体幹の白斑を主訴に父親に連れられて来院した. 生後5ヵ月で体幹に白斑があるのを父親が発見した. その後,増数してきたため受診した. 1歳時にけいれんの既往がある. 受診時,臀部と大腿部を中心に大小の白斑を認める. 顔面では鼻部中心に丘疹が散在している. 大腿部の写真を次に示す. この患児で思春期以降に出現する可能性が高いのはどれか.

a 脂腺母斑
b 神経線維腫
c 爪囲線維腫
d 聴神経腫瘍
e 単純性血管腫

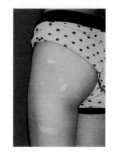

思考のプロセス

「出生時から存在する皮疹」と考えられるため, 神経皮膚症候群が考えられます. 白斑がみられるということから, 結節性硬化症を最も考えます. けいれんの既往があることも合致しますね. また, 鼻部中心に丘疹が散在とありますが, こちらは血管線維腫が推測されます (なお, 画像も提示されていますが, 追加される情報は特にありません). よって, c が正解.

他の選択肢もみておきましょう. a は神経皮膚症候群とは関係ありませんね. なお, 基底細胞癌の発生母地となります. b は NF-1, d は NF-2, e は Sturge-Weber 症候群に合併するものでした.

乳児において精査が必要になるのはどれか．**3つ選べ．**

a　頸部にある隆起を伴う直径 7 mm の赤い皮疹

b　背部に多発する直径 1-2 cm 大の楕円形の白斑

c　臀部にある青い皮疹

d　体幹に散在する淡い褐色斑

e　顔面片側性に広がる赤い皮疹

思考のプロセス

　1つずつみていきましょう．a はイチゴ状血管腫を想起させます．自然消退が見込めますので，経過観察で OK．b は葉状白斑を考えたく，結節性硬化症が疑われます．c は蒙古斑のことですね．遅くとも 10 歳くらいまでには消失します．d は café au lait 斑を考えます．神経線維腫症 1 型でみられるのでしたね．e は顔面の血管腫と捉えると Sturge-Weber 症候群の可能性が考慮されます．よって，b，d，e が正解．

　皮疹の性状から疾患を想起するという，ちょっと難しい問題だったかもしれません．ですが，a と c を確実に除外できれば正解にたどり着くこともできますので，正答率は悪くないと思います．

12 光が弱点となる 光線過敏症

　出題頻度はあまり高くありませんが，知っていれば解ける問題も多い
です．**代表的な疾患5つを学んでおけば十分です**．

◆光線過敏症とは？

　日焼け（＝皮膚炎）は，どんな人にも起こりえます．読者の中には，日焼
けでヒリヒリし過ぎて眠れない！なんて経験をした人もいるかもしれません．

　光線過敏症は，**ほんのちょっとの光だけでも日焼け（＝皮膚炎）が出現し
てしまう過敏な状態のこと**です．専門的にいえば，最少紅斑量（MED）の低
下といいます．つまり，紅斑を生じる光（UVB）の最低量が低下したという
ことです．

　光線過敏症を調べるには，**光線照射テスト**を行います．これで実際の最少
紅斑量（MED）を調べることができます．治療はもちろん，**遮光**（日焼け止め
など）です．夏に増悪しやすいことは納得いくでしょうし，光線療法（PUVA
療法など）が禁忌なのも想像に難くないでしょう．

◆色素性乾皮症（XP）

　常染色体劣性遺伝（AR）で，**紫外線によって損傷した DNA をうまく修復できない疾患**です．このため，健常人では全く問題とならない量の紫外線でも，皮膚炎がみられます．つまり，光線過敏症ですね．

　ほかにも，雀卵斑様の色素沈着，神経症状，失明などもきたしますし，皮膚悪性腫瘍の発生率も高いことが知られています．全部覚えられないよ〜！と思ったかもしれませんが，安心してください．色素性乾皮症の頭文字である「し」で，覚えることができます．色素沈着，神経症状，失明，腫瘍，すべて「し」から始まりますよね．

Amasawa's Advice

　多発するそばかす → 色素性乾皮症をまず考えよう！

◆晩発性皮膚ポルフィリン症

　国試の当て馬の選択肢として出題がみられます．**アルコールの長期摂取**が主な原因で，光線過敏症だけでなく，**ワインカラー尿**をきたします．
　気をつけたいのは，急性ポルフィリン症とは臨床像が異なるということ．急性の場合は，腹痛などを起こします．

◆ SLE

　これは有名ですね．診断基準にも入っています．**若い女性の光線過敏症**といえば，SLE を考えるのが定石です．

◆種痘様水疱症

EB ウイルスが原因となる光線過敏症です．国試では当て馬の選択肢として出てきます．**小児**に好発し，日光曝露により紅斑と水疱を生じます．思春期までには自然軽快することがほとんどです．

◆光アレルギー性皮膚炎

簡単にいえば，**薬剤性**の光線過敏症です．国試では**サイアザイド系**が有名ですかね．ほかに，NSAIDs やニューキノロン系抗菌薬でも生じます．

光線過敏症に対して，最少紅斑量（MED）を調べる検査を光線照射テストといいました．本疾患ではそれに加えて，原因となる薬剤を特定する必要があり，光パッチテストあるいは内服照射試験というものを行います．

光線過敏症

色素性乾皮症

遺伝	常染色体劣性遺伝（AR）
症状	光線過敏症，雀卵斑様色素沈着，神経症状，失明，皮膚悪性腫瘍
検査	光線照射テストで最少紅斑量（MED）の低下
治療	遮光（日焼け止めなど）

晩発性皮膚ポルフィリン症

原因	**アルコールの長期摂取**
症状	光線過敏症，**ワインカラー尿**
治療	禁酒，遮光（日焼け止めなど）
備考	急性皮膚ポルフィリン症は臨床症状が異なる

種痘様水疱症

好発	小児
病原	EBV
症状	光線過敏症
治療	遮光（日焼け止めなど）

光アレルギー性皮膚炎

原因	薬剤性（サイアザイド系, NSAIDs, ニューキノロン系抗菌薬など）
症状	光線過敏症
検査	光線照射テストで最少紅斑量（MED）の低下 光パッチテスト, 内服照射試験
治療	原因の除去, 遮光（日焼け止めなど）

97H9

光線過敏が**みられない**のはどれか.

a 尋常性狼瘡

b 種痘様水疱症

c 色素性乾皮症

d 全身性エリテマトーデス

e 晩発性皮膚ポルフィリン症

思考のプロセス

　光線過敏症といえば，①色素性乾皮症，②晩発性皮膚ポルフィリン症，③SLE，④種痘様水疱症，⑤光アレルギー性皮膚炎の５つが代表的でしたね．よって，a が正解．なお，尋常性狼瘡とは皮膚結核の１つです．

110I35　難問

光線過敏がみられるのはどれか．**2つ選べ．**

a　ペラグラ

b　扁平苔癬

c　Darier 病

d　Gibert ばら色粃糠疹

e　全身性エリテマトーデス〈SLE〉

思考のプロセス

　光線過敏症といえば，①色素性乾皮症，②晩発性皮膚ポルフィリン症，③SLE，④種痘様水疱症，⑤光アレルギー性皮膚炎の5つが代表的でしたね．よって，e は選べると思いますが，もう1つは……？

　答えをいうと，a のペラグラです．ペラグラは，ビタミン B₃（ナイアシン）の欠乏によって起こるもので，皮膚症状，消化器症状，神経症状などがみられます．特に皮膚症状は日光にあたると増悪することが知られています．

　「あらためて覚え直さなきゃ！」と思ったかもしれませんが，その必要はあまりないと個人的には思います．そもそもペラグラは現代ではかなり稀な疾患で，皆さんが働き始めてから出会うことはほぼないと思います．また，この問題は e を確実に選んで，2週目以降ならば残りの b〜d が違うとわかるので，除外的に a が選べるようにもなっています．むしろ，その解き方が正統派だと思います．

色素性乾皮症で**みられにくい**ものはどれか.

a　光線過敏症

b　悪性腫瘍

c　神経症状

d　嗄声

e　失明

思考のプロセス

　色素性乾皮症は光線過敏症を起こす疾患の１つで, 色素沈着, 神経症状, 失明, 腫瘍など「し」から始まるものがみられるのでした. よって, この中でみられにくいものは d ですね.

97A8

9歳の男児. 皮疹を主訴に来院した. 乳児期から日光にあたると紅斑が持続
し, 5歳ころから皮膚の乾燥, 萎縮および色素沈着が目立つようになった.
血液所見:赤血球420万, Hb 13.0 g/dL, 白血球6,300. 顔面の写真を次に示す.
この疾患で正しいのどれか.

a　常染色体優性遺伝である.

b　Köbner現象が見られる.

c　皮膚悪性腫瘍を高率に合併する.

d　下痢を伴う.

e　PUVA療法を行う.

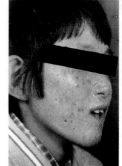

思考のプロセス

　皮疹より皮膚科疾患を考えます. 日光にあたると紅斑が出現していること
から, 光線過敏症を考えます. 光線過敏症といえば, ①色素性乾皮症, ②晩
発性皮膚ポルフィリン症, ③SLE, ④種痘様水疱症, ⑤光アレルギー性皮膚
炎の5つが代表的でしたね. 色素沈着がみられていることから, 色素性乾
皮症が最も考えやすいでしょう.

　それを踏まえた上で1つずつみていきます. aは違いますね. 常染色体優
性遺伝（AD）ではなく, 常染色体劣性遺伝（AR）です. bのKöbner現象
といえば角化異常であり, 乾癬と扁平苔癬の2つを考えます. cが正解. d
は関係ありません. eは禁忌です.

　なお, 他の疾患の可能性も考えてみましょう. 晩発性ポルフィリン症はア
ルコール長期摂取がベースになるので, 小児では考えません. SLEは好発年
齢・性別が違いますし, 他のSLEを示唆する所見がありませんね. 種痘様水
疱症は鑑別に挙がりますが, 色素沈着が説明つきません. 光アレルギー性皮
膚炎はそれを疑う服薬歴がみられませんね.

13 褥瘡

国試の傾向と対策

　いわゆる"**床ずれ**"です．高齢化に伴い，国試でも臨床でも common diseases の 1 つです．褥瘡の話だけでも，本が 1 冊書けてしまうくらいですが，まずはざっくり全体像を学んでいきましょう．ポイントは**治療と予防を分けて考えること**です．

◆褥瘡のリスク

　褥瘡は**持続的な圧迫による皮膚の血行障害**が原因となって発生します．初期は発赤のみですが，進行すると潰瘍，皮膚壊死を起こし，さらに深くなると筋や骨にまで達してしまいます（**図 13-1**）．持続的な圧迫ですので，**寝たきり**（ex. 認知症，脳血管障害，脊髄損傷）の患者さんの**仙骨部**，**坐骨部**，**踵骨部**に好発します．

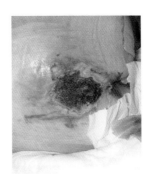

図 13-1　褥瘡（108H22）

また，**低栄養**や**自律神経障害**（ex. Parkinson 病，糖尿病）もリスクとなります．高齢になると，これら複数の要素が組み合わさり，難治性の褥瘡となってしまうのです．

> ### 重要 褥瘡のリスク
>
> ① 寝たきり（認知症，脳血管障害，脊髄損傷など）
> ② 低栄養
> ③ 自律神経障害（**Parkinson 病**，糖尿病など）

◆褥瘡の治療

まずはとにかく，壊死組織の**デブリドマン**が鉄則です．壊死組織を残してしまうと，感染の温床になってしまい，治るものも治らなくなります．

次に必要なのは**十分な洗浄**です．汚れをしっかり洗い流しましょう．感染徴候がみられれば，抗菌薬や消毒薬を追加することを検討します．なお，消毒は感染徴候があるときのみ，というのがポイントです．

上記 2 つを終えたら，**適度な湿潤環境を保持すること**を心がけます．こうすることで，治癒の初期段階となる肉芽形成を促進することができます．最近のバンドエイドも，かさぶたを作らずに治そう！というタイプのものが増えてきていますよね．具体的にどうやって適度な湿潤環境にするかというと，適切な外用薬またはドレッシング（創傷被覆材）を用います．

> ### 重要 褥瘡の治療といえば
>
> ① デブリドマン
> ② 十分な洗浄
> ③ 適度な湿潤環境の保持

◆褥瘡の予防

　褥瘡は，そもそも発生させないことが重要とされています．そのため，リスクの高い人が入院した際には，どんな疾病の患者さんであっても，褥瘡予防を心がけることが必須事項となります．

　ここで，病態生理に立ちかえりましょう．褥瘡は持続的な圧迫が原因となるのでしたね．ですので，この**持続的な圧迫を回避すればいい**と導けるでしょう．具体的には，体位変換や体圧分散寝具の使用が有用です．なお，体位変換は2時間に1回が理想といわれています．

　また，**スキンケア**も立派な予防法の1つです．治療でも適度な湿潤環境の保持が大切でしたね．ここで注目してほしいのは「適度な」という文言です．というのは，湿潤にし過ぎると逆効果だからです．ジュクジュクは，むしろ褥瘡のリスクとなってしまいます．特にオムツをしている患者さんの場合，汗や尿が溜まってジュクジュクになりやすいので気をつけましょう．

　それから，**原因（リスク）の除去**も欠かせません．脳血管障害やParkinson病などを根治するのは難しいですが，すぐに取り組めることもあります．それは栄養管理です．これだけでも，褥瘡の治りが違います．

> **重要** **褥瘡の予防といえば**
> ① **除圧（体位変換，体圧分散寝具など）**
> ② **スキンケア**
> ③ **原因の除去（特に栄養管理）**

　褥瘡の発生を予防することの大切さは理解してもらえたと思います．現場では医師だけでなく，看護師さんや栄養士さん，理学療法士さんなど複数のコメディカルスタッフと協力して対策するのが褥瘡です．そのことを忘れないでください．病院によっては，褥瘡チームを組んでいるところもあります．

～褥瘡に消毒薬は必要なのか～

　傷口の消毒は少し前までは当たり前のように行われていましたが，現在では**傷口に消毒薬を使用することはよくない**という意見が優勢です．なぜかというと，消毒薬には**殺菌作用だけでなく細胞毒性もあるため**です．つまり，治ろうとする力も妨げてしまうんですね．

　ですが最近では，**感染徴候があるときは抗菌薬と併用して用いたほうがよいのでは？**と再認識されています．そのため，本文でもこのような説明となっています．

褥瘡（床ずれ）

病態生理	持続的圧迫による皮膚の血行障害
リスク	高齢者，**寝たきり**（認知症，脳血管障害，脊髄損傷など） **低栄養，自律神経障害**（Parkinson 病，糖尿病など）
好発部位	仙骨部，坐骨部，踵骨部
症状	発赤，びらん，潰瘍，壊死
治療	**デブリドマン，十分な洗浄，適度な湿潤環境の保持**
予防	除圧（体位変換や体圧分散寝具など），スキンケア， 原因の除去（特に栄養管理）
備考	感染徴候があれば抗菌薬や消毒薬を検討する

13
褥瘡

解いてみた
褥瘡

105G11
褥瘡の治癒に適しているのはどれか.

a　痂皮形成
b　血腫形成
c　湿潤環境
d　創部圧迫
e　創部消毒

思考のプロセス

　褥瘡の治療は，①デブリドマン，②十分な洗浄，③適度な湿潤環境の保持の３つでした．③の適度な湿潤環境の保持によって，肉芽形成を促進することができます．よって，c が正解.

　他の選択肢もみてみましょう．a の痂皮とは，いわゆる"かさぶた"のことです．傷口の乾燥によって生じますが，これは肉芽形成を阻害するといわれています．b は放っておくと感染の温床になってしまいます．ですので，可能であればデブリドマンで一緒に除去します．d はそもそも褥瘡の発生原因ですので，論外ですね．e は本文で説明した通り，感染徴候があるときのみ使用します．感染徴候のない褥瘡への使用は，細胞毒性によって治ろうとする力を妨げてしまいます．

110I16

褥瘡の発生に**関与しない**のはどれか.

a 低栄養

b 関節拘縮

c 知覚過敏

d 皮膚の乾燥

e 全身麻酔下での手術

思考のプロセス

　褥瘡のリスクは，①寝たきり，②低栄養，③自律神経障害の３つでしたね.
それを踏まえた上で１つずつみていきましょう.

　a はいいですね. 低栄養になると創傷治癒が遷延するため，褥瘡のリスク
となります. b はちょっと応用ですが，関節拘縮になると特定の部位に持続
的な圧迫がかかりうるため，リスクとなりえます. c は違いますね. むしろ，
痛みなどで皮膚の圧迫に気づきやすくなり褥瘡を作りにくいでしょう. d は
前問でもお話しましたが，乾燥は肉芽形成を阻害します. e は強制的に寝た
きりになるので，これもリスクになりますね. よって，c が正解.

13

褥瘡

112C44

67歳の男性．3週間前に脊髄梗塞を発症し，下肢対麻痺を呈している．殿部に皮膚潰瘍を合併し，治療に難渋している．殿部の写真を次に示す．

この病変に関係するのはどれか．

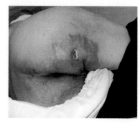

a 坐骨

b 仙骨

c 尾骨

d 腸骨

e 大腿骨

思考のプロセス

　脊髄梗塞で下肢は対麻痺となっており，褥瘡の高リスク群です．殿部に潰瘍を作っているということから，すでに褥瘡を発症しているようですね．画像ではポケットを伴っていそうな潰瘍を作っているのが一目瞭然です．

　骨の出っ張りがあるところにおいて，持続的な圧迫がみられます．ここにあるのは坐骨ですね．よって，a が正解．

78歳の女性. 褥瘡の状態が悪化したとのことで家人から往診を要請された. 8ヵ月前から寝たきりの状態である. 3ヵ月前から仙骨部に皮膚欠損を伴う潰瘍が形成され次第に拡大した. 潰瘍部は径7cm大で, 辺縁部には痂皮と壊死組織とが付着している.

まず行うべき適切な処置はどれか.

a 8時間毎の体位変換
b 抗菌薬の局所散布
c 抗真菌薬の全身投与
d 消毒薬による洗浄
e 壊死組織の débridement

思考のプロセス

　褥瘡の状態が悪化したということ. 寝たきりの状態であり, 元々高リスク群ですね. 潰瘍を形成し, 辺縁部には痂皮と壊死物質が付着しているということです. これらは褥瘡の治癒を妨げますし, 特に壊死物質は感染の温床にもなってしまいます. すぐにデブリドマンをしましょう. よって, e が正解.

　他の選択肢もみてみます. a の体位変換は一見よさそうですが, これは予防処置ですね. また, 8時間毎ではなく, 2時間に1回が理想的です. b と d は感染徴候があれば検討しますが, 発赤・腫脹などの炎症を示唆する所見はありません. c は論外です.

99C7

78歳の男性．2ヵ月前に脳卒中で倒れ，寝たきり状態である．仙骨部に病変が生じている．仙骨部の写真を次に示す．

この病変部への対応で**適切でない**のはどれか．

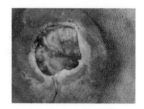

a 体位変換

b 栄養補給

c 病変部の乾燥

d 病変部の感染防止

e 体圧分散寝具の使用

思考のプロセス

「寝たきり＋仙骨部の皮膚病変」といえば，褥瘡をまず考えたいところです．画像では痛々しい潰瘍が一目瞭然ですね．

今回は褥瘡への対応を問われています．治療は①デブリドマン，②十分な洗浄，③適度な湿潤環境の保持であり，予防は①除圧（体位変換，体圧分散寝具など），②スキンケア，③原因の除去（特に栄養管理）でしたね．よって，この中でこれらに該当しない c が正解となります．

76歳の男性．高熱を主訴に来院した．Parkinson病で日常生活動作〈ADL〉が低下していたが，3日前から黄色の喀痰が増加し，前日からは高熱が出てほとんど動かなくなった．肺炎のため当日入院した．ペニシリン系抗菌薬による治療を開始して，肺炎の症状は改善した．入院時に発赤がみられた仙骨部の皮膚が，入院5日目の清拭時に径3cm大で黒褐色に変色し，周辺部に腫脹と熱感とを伴うようになってきた．

この病変部の治療として最も重要なのはどれか．

a 洗浄
b 消毒
c デブリドマン
d 外用抗菌薬塗布
e 経口抗菌薬の変更

思考のプロセス

　肺炎に対して入院加療し，肺炎は改善したものの仙骨部にあった発赤が悪化したということです．Parkinson病の患者さんはADLの低下や自律神経障害から，褥瘡の高リスク群ですね．仙骨部に発生していることからも褥瘡を疑うことは容易いでしょう．「黒褐色に変色」というのは壊死物質を示唆しており，兎にも角にもデブリドマンが必要不可欠です．よって，cが正解．

　他の選択肢もみてみましょう．aもとても大事です．ただ，洗浄は最悪やらなくても治りうる可能性がありますが，デブリドマンはやらないとまず治りません．今回問われているのは「最も重要」ですので，答えはcに譲ります．bやdも，「周辺部に腫脹と熱感とを伴う」と感染徴候がみられていますので，追加を検討するに値します．ですが，こちらもaと同様の理由で，cに答えを譲ります．eも改善の一助にはなるかもしれませんが，まずやることではありません．

　余談ですが，本来であればこの患者さんが入院したときから褥瘡のケアを徹底すべきでした．「元々ハイリスクの人では褥瘡の発生・悪化に注意せよ！」という出題者の意図が伝わってきます．これはとても臨床に即した重要なメッセージだな，と著者は思います．なお，本問題のように褥瘡の初期は消

えにくい発赤から始まります．一見大したことのないようにもみえますが，皮膚からの"重要なメッセージ"ですので，お見逃しなく！

14 余裕があれば学びたいところ その他

◆尋常性白斑

　当て馬の選択肢としてでやすいです．そもそも白斑とは，メラニンの消失で起こる脱色素斑のことで，尋常性白斑は**メラノサイトに対する自己免疫反応**が原因と考えられています．ステロイド外用や**光線療法**が有効です．

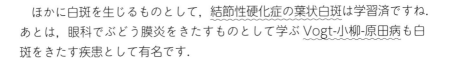

> **重要** 光線療法といえば
>
> ① 乾癬
> ② 菌状息肉症
> ③ 尋常性白斑

　ほかに白斑を生じるものとして，結節性硬化症の葉状白斑は学習済ですね．あとは，眼科でぶどう膜炎をきたすものとして学ぶ Vogt-小柳-原田病も白斑をきたす疾患として有名です．

〜白斑は内科ともリンクする〜

　髪の毛も皮膚の一部ですので，白斑は**白髪**としてみられることもあります．メラノサイトがメラニンを合成するとき，酵素として**ビタミン B$_{12}$ を必要**とします．そのため，ビタミン B$_{12}$ が欠乏して生じる巨赤芽球性貧血で白髪を生じるのも納得ですね．もちろん，白斑もみられます．

◆脱毛症

　脱毛とは，本来あるべき場所に発毛の低下・消失がみられることです．国試では，頭部白癬に炎症が加わった **Celsus 禿瘡**，自己免疫反応によって毛

包が攻撃される**円形脱毛症**，男性ホルモンに対する感受性亢進で生じる**男性型脱毛症**の3つを覚えておいてください．

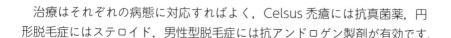

> **重要** **脱毛症3つ**
>
> ① **Celsus 禿瘡**
> ② **円形脱毛症**
> ③ **男性型脱毛症**

　治療はそれぞれの病態に対応すればよく，Celsus 禿瘡には抗真菌薬，円形脱毛症にはステロイド，男性型脱毛症には抗アンドロゲン製剤が有効です．

〜抜毛症〜

　上記とは別に，抜毛症というものがあります．簡単にいうと，自分で毛を抜いてしまう疾患です．毛を抜くことで不安や緊張感を和らげようとしているといわれており，強迫症の一種と考えられています．思春期の女性に好発しやすく，精神科的アプローチ（認知行動療法など）が必要になります．

◆固定薬疹

　薬疹の特殊 ver. です．ある特定の薬剤に対し，**同一部位に繰り返し皮疹を生じる**のが特徴です．回数を重ねるごとに大きくなりやすく，色素沈着を残すこともあります（**図14-1**）．
　治療は**原因薬剤の中止**が原則であり，できた皮疹に対してはステロイドが有効です．

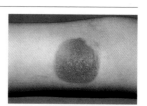

図 14-1　固定薬疹（99H29）

◆薬剤性過敏症症候群（DIHS）

　重症薬疹の特殊 ver. です．薬剤に対するアレルギー反応に加えて，**HHV-6 の再活性化**が起きて，全身性に紅斑を生じます（**図 14-2**）．原因薬剤としては，**抗てんかん薬**（特にカルバマゼピン）がよく知られています．

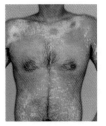

図 14-2　DIHS（112D59）

Amasawa's Advice

　抗 HHV-6 抗体の上昇 → 薬剤性過敏症症候群をまず考えよう！

　ほかに，肝障害，リンパ節腫大，好酸球の増加，異型リンパ球の出現などもみられます．治療は**原因薬剤の中止**が原則であり，できた皮疹に対してはステロイドが有効です．

◆ケロイド

　身体に傷を負うと，組織は肉芽組織を作って再生しようとします．100% 再生できなかった部分は線維成分に置き換わってしまい，瘢痕組織として残ります．この線維成分が必要以上に増殖してしまって盛り上がった状態を肥厚性瘢痕といいます．ケロイドは，この線維成分がさらに創部を越えて正常皮膚まで拡大してしまった状態です．

　元々は身体に対する反応性変化であるため，肥厚性瘢痕もケロイドも良性疾患です．ただし，肥厚性瘢痕は数年以内に自然縮小するのに対し，ケロイドは難治性かつ拡大傾向を示します．また，新たな傷を生じると増悪してしまうため，**侵襲的な処置はできるだけ避けるべき**というのがポイントです．ステロイドや放射線照射で治療をします．

Amasawa's Advice

　外傷後に拡大する皮疹 → ケロイドをまず考えよう！

◆うっ滞性皮膚炎

静脈のうっ滞（特に**下肢**）によって生じる湿疹です．美容師や主婦など**立ち仕事の多い人**に好発します．静脈のうっ滞が病態ですので，**下腿浮腫**や**下肢静脈瘤**を合併していることも少なくありません．

◆血管性浮腫

蕁麻疹の眼瞼・口唇バージョンで，別名，Quincke 浮腫といいます．気道浮腫を起こすと命に関わります．

◆肥満細胞症

真皮に肥満細胞が増殖したもので，**小児**に好発します．肥満細胞からはヒスタミンが放出されるため，**繰り返す膨疹**を特徴とします．ひどい場合，アナフィラキシー様症状をきたすことも……．なお，膨疹を繰り返しているうちに色素斑を生じるようになることから，別名，**色素性蕁麻疹**ともいわれています．

この疾患のポイントは，色素斑をこすると膨疹を誘発するということです．これを **Darier 徴候**といいます．

成人までには自然治癒することが多いです．それまでは**抗ヒスタミン薬**を適宜使用して対処します．なお，肥満細胞からの脱顆粒を誘発する NSAIDs の服用は避けるべきとされています．

◆グロムス腫瘍

「**爪下の激しい痛み**」がキーワードです．特定の血管から発生する良性腫瘍であり，寒冷時に強い疼痛発作を起こします．有症状ならば，手術で摘出します．

なお，血管から発生する悪性腫瘍もあり，これを**血管肉腫**といいます．高齢者の頭部に好発し，血流豊富で易出血性であることがポイントです．

◆ステロイド外用薬の副作用

　最後，皮膚科の治療の要であるステロイド外用薬ですが，副作用もきちんと理解しておかなければなりません．皮膚副作用といえば，以下３つをおさえておいてください．

> **重要　ステロイド外用薬の皮膚副作用といえば**
>
> ① 紅斑・紫斑
> ② 皮膚萎縮
> ③ 酒さ様皮膚炎

　酒さ様皮膚炎だけ，補足しておきます．「酒さ」とは「赤ら顔」という意味で，お酒に酔ったときのように顔が真っ赤になる現象をいい，かゆみや熱感を伴います（**図14-3**）．

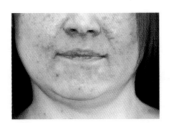

図 14-3　酒さ様皮膚炎（113C36）

　これらの副作用がみられたら，ステロイド外用薬を即座に中止……したいところですが，いきなりやめるとリバウンドがみられることが知られています．そのため，ステロイド外用薬の調整は専門医のもとで慎重に行うべきであり，しっかり皮膚科にコンサルトしましょう！

尋常性白斑

病態生理	メラノサイトに対する自己免疫反応
症状	白斑（脱色素斑）
治療	ステロイド外用，**光線療法**（PUVA 療法など）
備考	白斑は結節性硬化症，Vogt-小柳-原田病，巨赤芽球性貧血などでもみられる

脱毛症

分類	Celsus 禿瘡，円形脱毛症，男性型脱毛症
治療	原因の治療（抗真菌薬，ステロイド，抗アンドロゲン製剤）
備考	抜毛症は精神科疾患の要素が強く，認知行動療法などが有効となる

固定薬疹

原因	薬剤
症状	同一部位に繰り返し皮疹を生じる
治療	原因薬剤の中止，ステロイド

薬剤性過敏症症候群（DIHS）

原因	薬剤（特にカルバマゼピン）
症状	発熱，リンパ節腫大，紅斑（全身）
検査	抗 HHV-6 抗体↑，好酸球↑，異型リンパ球↑
治療	原因薬剤の中止，ステロイド
備考	薬剤を中止しても 2 週間以上遷延することも少なくない

ケロイド

病態生理	外傷などに対する過剰な反応性変化
治療	ステロイド，放射線照射
備考	肥厚性瘢痕と異なり，難治性かつ拡大傾向を示す 侵襲的な処置はできるだけ避ける

うっ滞性皮膚炎

好発	立ち仕事の多い人の下肢
症状	湿疹
合併症	下腿浮腫，下肢静脈瘤
治療	生活習慣の見直し，圧迫療法，ステロイド外用

肥満細胞症（色素性蕁麻疹）

好発	小児
症状	繰り返す膨疹，色素斑，アナフィラキシー様症状
所見	Darier 徴候
治療	抗ヒスタミン薬
備考	NSAIDs の服用は避ける

解いてみた
その他

97B50 改変　難問

PUVA 療法について正しいのはどれか. **3つ選べ.**

a　最小紅斑量以上の紫外線が用いられる.

b　長波長の紫外線が用いられる.

c　外用法と内服法とがある.

d　尋常性白斑の治療に用いられる.

e　眼を保護する必要はない.

思考のプロセス

　ちょっと応用編です. 1つずつみていきましょう. a の最少紅斑量は第12 章の光線過敏症のところで出てきましたね. 最少紅斑量以上の紫外線を当てるということは, 人為的に紅斑を起こしてしまうことになります. もはや, 治療をしているのか悪化させているのかわかりませんね. b はいいですね. PUVA 療法の「UV」は紫外線のことです. UVA は長波長, UVB は中波長, UVC は短波長の紫外線になります. なお,「P」は Psoralen の略で, これを内服するか外用するかという選択があります. ということで, c は OK. そんな PUVA 療法は, ①乾癬, ②菌状息肉症, ③尋常性白斑の3つに主に有用でした. よって, d もいいですね. e は違いますね. 眼科の知識になりますが, 紫外線を眼に浴びると, 電気性眼炎や白内障のリスクとなります. よって, b, c, d が正解.

14

その他

112D33

8歳の男児. 頭部の脱毛と疼痛とを主訴に来院した. 2ヵ月前から頭皮に痒みとともに脱毛斑が出現した. 市販の副腎皮質ステロイド外用薬を塗布していたところ, 2週間前から次第に発赤し, 膿疱や痂皮を伴い疼痛も出現してきたため受診した. ネコを飼育している. 痂皮を剝がすと少量の排膿があり圧痛を伴う. 病変部に残存する毛は容易に抜毛される. 後頸部に径2cmのリンパ節を2個触知し圧痛を認める. 後頭部の写真 (A) と抜毛の苛性カリ〈KOH〉直接鏡検標本 (B) とを次に示す.

治療薬として適切なのはどれか.

a イソニアジド
b バラシクロビル
c ミノサイクリン
d イトラコナゾール
e レボフロキサシン

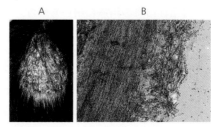

A   B

思考のプロセス

　脱毛症ですから, ①Celsus禿瘡, ②円形脱毛症, ③男性型脱毛症の3つを考えていきます. ステロイド外用薬を塗布して増悪していることからは, 感染症の可能性が考えられます. つまり, Celsus禿瘡が最も考えられますね. その上で画像をみてみると, KOH直接鏡検が提示されており, 菌糸が認められます. 頭部白癬＋炎症 → Celsus禿瘡の診断です. よって, 抗真菌薬であるdが正解.

　Advancedですが, ネコの飼育歴からはペットを介して感染する *Microsporum canis* という真菌が原因菌と推察されます. これは幼児にみられやすいことが知られており, 本問に合致します.

109E11

副腎皮質ステロイドの外用が適応となる脱毛症はどれか.

a　抜毛症

b　円形脱毛症

c　Celsus 禿瘡

d　男性型脱毛症

e　梅毒性脱毛症

思考のプロセス

　脱毛症といえば，①Celsus 禿瘡，②円形脱毛症，③男性型脱毛症の3つを考えればいいですね．この中でステロイドの外用が適応となるのは，自己免疫反応を機序とする円形脱毛症です．よって，bが正解.

　他の選択肢もみておきましょう．a は精神科的アプローチが必要です．c は前問でみたようにステロイドで悪化する可能性があり，抗真菌薬が必要でしたね．d は抗アンドロゲン製剤が有効です．e は初見ですが，"梅毒"とありますので，抗菌薬が有効であると推測できますね.

110D15

抜毛症〈抜毛癖〉について正しいのはどれか．**2つ選べ**．

a 抜毛は頭髪が最も多い．
b 円形脱毛症に分類される．
c 診断は視診で可能である．
d 抗精神病薬が有効である．
e 成人期発症例は予後良好である．

思考のプロセス

1つずつみていきましょう．a は予想できたと思います．皆さんも悩んだときとか，思わず頭髪を触っちゃうことありますよね．ちなみにですが，抜毛部は利き手側に多いことが知られています．b は違いますね．円形脱毛症は自己免疫反応を機序とします．c は正しい．前述のとおり脱毛斑が利き手側かつ頭の前のほうに優位であったり，切れ毛が多かったりなど，人為的に引っこ抜いたような形跡がみられることも多く，脱毛症と区別できます．d はちょっと難しいかもしれませんね．精神科的アプローチは必要ですが，認知行動療法などが主体となります．薬は使うとしても，抗精神病薬ではなく抗うつ薬です．e は初見ですね．思春期女児に好発しますが，成人期に発症すると予後が悪いことが知られています．よって，a, c が正解．

113A19

26歳の男性．灼熱感を伴う皮疹を主訴に来院した．3日前にテニスをした後から咽頭痛と鼻汁が出現したため，市販の感冒薬を内服して就寝した．翌朝，口周囲，陰茎および足背に類円形の紅斑を生じ，次第に灼熱感を伴うようになったため受診した．再発性口唇ヘルペス，花粉症の既往がある．1年前の発熱時に足背の同一部位に紅斑を生じたが，皮疹は約1週間で軽快した．口周囲と右足背の写真を次に示す．

皮疹の原因として最も可能性が高いのはどれか．

a　咽頭炎
b　紫外線
c　スギ花粉
d　市販の感冒薬
e　単純ヘルペスウイルス

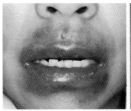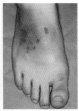

思考のプロセス

　感冒薬内服後に皮疹を生じているということですね．薬疹がまず頭に浮かぶことでしょう．その後の病歴をみていくと，「1年前の発熱時に足背の同一部位に紅斑を生じた」とありますね．本文には書かれていませんが，きっとこの時も市販の感冒薬を内服していたのでしょう．特に「同一部位に」というエピソードからは固定薬疹が最も考えられます．よって，dが正解．

　患者さんは，まさか自分が飲んだ薬が原因だとは思いもしておらず，今回のように「1年前に熱が出たときにも，足が赤くなった」などとしかいってくれないことも少なくありません．ですので，（固定薬疹含め）薬疹は，医師が疑って詳細に問診する必要がありますし，それが診断にとても重要です．

　なお，固定薬疹は四肢や皮膚粘膜移行部に生じやすいことが知られています．そのため，今回のように口周囲にみられることも多いです．SJSやTENなどの重症薬疹は粘膜そのものに病変がみられますので，この違いはしっかりおさえておいてください．

68歳の女性．発熱と発疹とを主訴に来院した．6日前に淡い紅斑が出現したが，2日で消退した．昨日から39℃台の発熱と全身に点状紅斑とが多数出現している．てんかんのためカルバマゼピンを内服している．白血球 17,000（好酸球 24％）．血液生化学所見：AST 80 IU/L，ALT 98 IU/L．CRP 3.5 mg/dL．粘膜疹を認めない．咽頭培養は陰性．血中抗 HHV-6 抗体の上昇がみられる．考えられるのはどれか．

a　血管浮腫

b　伝染性単核球症

c　薬剤性過敏症症候群

d　Sézary 症候群

e　Stevens-Johnson 症候群

思考のプロセス

　紅斑が出現し，その後，全身に拡がって発熱もみられています．カルバマゼピンを内服しているということですね．重症薬疹がまず頭に浮かびますが，勘の鋭い人は薬剤性過敏症症候群（DIHS）も鑑別に挙げていることでしょう．決定的なのは，「血中抗 HHV-6 抗体の上昇」ですね．これは薬剤性過敏症症候群（DIHS）に1対1対応です．よって，c が正解．

　ちなみにですが，e の重症薬疹との鑑別としては粘膜疹の有無が重要ですし，今回のように普段から内服している薬剤で重症薬疹が生じることは稀です．薬剤性過敏症症候群（DIHS）は，内服開始から発症までの期間が2〜6週間と通常の薬疹より長く，発症まで数か月かかる場合もあることが知られています．ただ，発熱がみられている時点で重症薬疹の可能性は外せませんし，普段から飲んでいる薬でも否定はできません．やはり決定的なのは，血中抗 HHV-6 抗体の上昇がみられるかどうかですね．もしもこの上昇がみられなければ，重症薬疹の診断になりうるかもしれません．さらに，好酸球の増加と肝酵素上昇も，DIHS の診断の手助けとなります．

97I21

45歳の男性. 前胸部と腹部との皮疹を主訴に来院した. 10数年前に皮疹の
出現に気付いた. 皮膚の外傷後に増加する. 躯幹の皮疹の写真を次に示す.
この疾患で**誤っている**のはどれか.

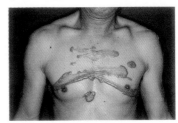

a　瘙痒を伴う.
b　良性である.
c　膠原線維が増殖する.
d　難治性である.
e　単純切除術が有効である.

思考のプロセス

　皮疹より皮膚科疾患を考えます.「外傷後に増加」はケロイドを考えるキー
ワードですね. 画像をみてみると, もこもこ隆起する紅色の皮疹があります.
これがまさにケロイドです. ぜひ目に焼き付けておいてください.

　それを踏まえた上で1つずつみていきましょう. a はいいですね. 怪我が
治るときにかゆみを伴うのは皆さん経験済でしょう. 肥厚性瘢痕もケロイド
も瘙痒感がみられます. b, c, d もいいですね. ケロイドは膠原線維の過剰
な増殖であり, 良性疾患ですが, 難治性なのが問題です. e が誤っているも
のとして正解ですね. 切除はむしろ禁忌です.

　なお, 肥厚性瘢痕との簡単な見分け方を1つ紹介しておきます. それは,
ケロイドの皮疹は横からつまむと痛いという特徴があることです. これを**側
圧痛がある**と表現します.

14

その他

1歳の男児．体幹の紅斑と色素斑を主訴に母親に連れられて来院した．生後4ヵ月から入浴後に頸部と体幹に瘙痒を伴う紅斑と膨疹が出現するようになったため受診した．頸部と体幹に径2cm大までの色素斑と浸潤性紅斑の散在を認める．色素斑部を擦過すると数分後に膨疹を生じる．皮膚生検で真皮内にトルイジンブルー染色で赤紫色顆粒を含有する細胞の稠密な浸潤を認める．体幹の写真を示す．

考えられる診断はどれか．

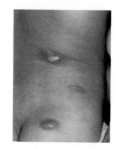

a　Sweet病

b　急性痒疹

c　Quincke浮腫

d　色素性蕁麻疹

e　アトピー性皮膚炎

思考のプロセス

　小児の紅斑＆色素斑ということです．病歴をみていくと「繰り返す膨疹」のエピソードがみられますね．これは肥満細胞症を考えるキーワードです．色素斑部をこすると膨疹を誘発している点からも合致します．よって，dが正解．

　ちなみにですが，「真皮内にトルイジンブルー染色で赤紫色顆粒を含有する細胞の稠密な浸潤」とありますが，これは肥満細胞の増殖を示しています．

98H9

爪床下に生じて激しい痛みを起こすのはどれか.

a　外骨腫

b　グロムス腫瘍

c　血管腫

d　神経腫

e　ガングリオン

思考のプロセス

　「爪下の激しい痛み」といえば，グロムス腫瘍に1対1対応です．ということで，bが正解．他の選択肢はみるまでもありません.

75歳の男性．頭部の皮疹を主訴に来院した．皮疹は3ヵ月前に同部位を打撲した後に出現し，徐々に拡大して，わずかな刺激で出血するようになってきた．

頭部の写真を次に示す．

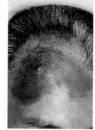

この疾患について正しいのはどれか．

a 肺転移しやすい．

b 生検は禁忌である．

c HIV感染と関連がある．

d 九州・沖縄地方に多い．

e レーザー治療が著効する．

思考のプロセス

　高齢者の頭部＆易出血性の病変ときたら血管肉腫を考えます．それを踏まえた上で1つずつみていきましょう．

　aが早速正解ですね．血管肉腫は悪性腫瘍であり，転移がみられます．bはむしろ逆で，生検をして診断を確定しましょう．cとdは関係ありません（dはHTLV-1のことをいっています）．eは良性病変である血管腫（血管奇形）に有効ですが，血管肉腫は悪性腫瘍に準じた治療を行っていきます．

97G108

副腎皮質ステロイド外用薬の**副作用でない**のはどれか.

a　紫斑

b　脱毛

c　皮膚萎縮

d　毛細血管拡張

e　酒皶様皮膚炎

思考のプロセス

　ステロイドの皮膚副作用といえば，①紅斑・紫斑，②皮膚萎縮，③酒さ様皮膚炎の3つですね. よって，この中で該当しないのはbですね.

　なお，ほかにもステロイド外用薬の皮膚副作用として，多毛や座瘡が知られています. 余力がある人は5つにして覚えるのもよいでしょう.

14
その他

徴候・検査・治療まとめ

★硝子圧法
紅斑（消退する）vs 紫斑（消退しない）

★皮膚描記法
（赤色）蕁麻疹
（白色）アトピー性皮膚炎

★ Nikolsky 現象（正常部位をこすると表皮剥離・水疱を生じる）
① TEN
② 尋常性天疱瘡
③ SSSS

★ Köbner 現象（正常部位に刺激を与えると病変部と同様の変化を生じる）
① 乾癬
② 扁平苔癬

★ Auspitz 現象（病変部を引っ掻くと点状出血を生じる）
乾癬

★ Darier 徴候（色素斑をこすると膨疹を生じる）
肥満細胞症

★ Leser-Trélat 徴候（脂漏性角化症が急速に多発する）
悪性腫瘍の合併

★ KOH 直接鏡検法
真菌・原虫

★ Tzanck 試験

① 天疱瘡

② 単純ヘルペス（HSV）

③ 水痘・帯状疱疹（VZV）

★ダーモスコピー

メラノーマ　※疥癬トンネルや他の悪性腫瘍の診断にも使える

★最少紅斑量試験

光線過敏症

★凍結療法

尋常性疣贅

★温熱療法

非結核性抗酸菌症

★フェノトリン（外用薬）

疥癬

★イベルメクチン（内服薬）

疥癬

★ビタミン D₃ 外用

尋常性乾癬

★光線療法（PUVA 療法など）

① 乾癬

② 菌状息肉症

③ 尋常性白斑

16 天沢流キーワード術

膨疹
蕁麻疹

乳児・高齢者の頭部の湿疹
脂漏性皮膚炎

幼稚園（保育園）で流行
伝染性膿痂疹

手背の皮疹＋熱帯魚
非結核性抗酸菌症

痛みを伴う片側性の皮疹
帯状疱疹

夏に好発するかゆみのない皮疹
癜風

かゆみで眠れない
疥癬を除外

顔面に痛みを伴う紅斑
Sweet 病

銀白色の皮疹
尋常性乾癬

紫紅色（＋光沢）の皮疹

扁平苔癬

陰部の難治性の湿疹

乳房外 Paget 病

多発するそばかす

色素性乾皮症

抗 HHV-6 抗体の上昇

薬剤性過敏症症候群（DIHS）

外傷後に増大する皮疹

ケロイド

水に関係する皮膚感染症

① 非結核性抗酸菌症

② 伝染性軟属腫

③ 皮膚カンジダ症

口腔内病変

① 重症薬疹

② 尋常性天疱瘡

③ 扁平苔癬

MAGI 消える

M：蒙古斑

A ：ケラトアカントーマ

G ：Gibert 薔薇色粃糠疹

I ：イチゴ状血管腫

有棘細胞癌の前癌病変

① Bowen 病
② 光線角化症
③ 熱傷瘢痕
※基底細胞癌の前癌病変：脂腺母斑

出生時から存在する皮疹/成長とともに増大する皮疹

① Café au lait 斑 〔神経線維腫症〕
② 血管線維腫 〔結節性硬化症〕
③ 三叉神経領域の血管腫 〔Sturge-Weber 症候群〕

光線過敏症

① 色素性乾皮症
② 晩発性皮膚ポルフィリン症
③ SLE
④ 種痘様水疱症
⑤ 光アレルギー性皮膚炎

ステロイド外用薬の皮膚副作用

① 紅斑・紫斑
② 皮膚萎縮
③ 酒さ様皮膚炎

尋常性シリーズ

尋常性天疱瘡：口腔内病変を伴う水疱症
尋常性疣贅　：HPV によるイボ
尋常性乾癬　：角化異常による銀白色の皮疹
尋常性痤瘡　：にきび
尋常性狼瘡　：結核による皮膚病変
尋常性白斑　：メラノサイト減少による

97G76

粘膜疹がみられるのはどれか.

a うっ滞性皮膚炎

b 硬結性紅斑

c 光線角化症

d 扁平苔癬

e Gibert 薔薇色粃糠疹

思考のプロセス

粘膜疹は眼球結膜や口腔粘膜で確認をします.口腔内病変といえば,①重症薬疹,②尋常性天疱瘡,③扁平苔癬の3つです.よって,d が正解.

他の選択肢もみていきましょう.a は静脈のうっ滞によって生じる湿疹であり,美容師や主婦などの立ち仕事の多い人の下肢に好発するのでした.b は結核による紅斑,c は有棘細胞癌の前癌病変,e は若年者にクリスマスツリー様皮疹をきたす疾患でしたね.

色素斑を擦過した際，擦過部に線状の膨疹を生じ周囲に発赤がみられた．このときの写真を次に示す．

陽性を示したのはどれか．

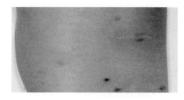

a　Auspitz 現象

b　Darier 徴候

c　Köbner 現象

d　Leser-Trélat 徴候

e　Nikolsky 現象

思考のプロセス

　病変部をこすると膨疹を生じるというのは Darier 徴候そのものであり，肥満細胞症に 1 対 1 対応です．よって，b が正解．

　なお，この問題はただ正解するだけでなく，a〜e すべてにおいて，どんな方法で行い，どんな疾患を想起すべきかを完璧にいえるようにしておいてください．特に刺激を与えるものについては，正常部位 or 病変部のどちらを刺激するのかをしっかり区別しておいてください．

　a は病変部を引っ掻くと点状出血を生じるもので，尋常性乾癬に 1 対 1 対応です．c は正常部位に刺激を与えると病変部と同様の変化を生じるもので，尋常性乾癬や扁平苔癬などの角化異常で陽性となります．d は脂漏性角化症が急速＆多発に出現したもので，悪性腫瘍の合併を考えます．e は正常部位をこすると表皮剥離・水疱を生じるもので，TEN，尋常性天疱瘡，SSSS の 3 つを考えます．

水疱内容の検索に有用なのはどれか．

a　硝子圧法

b　Tzanck 試験

c　ダーモスコピー試験

d　サーモグラフィー検査

e　苛性カリ〈KOH〉直接鏡検法

思考のプロセス

　水疱内容の検索といえば，Tzanck 試験という水疱の細胞診が有名です．これは，①天疱瘡，②単純ヘルペス（HSV），③水痘・帯状疱疹（VZV）の3つに有用です．よって，b が正解．

　他の選択肢もみておきましょう．a は皮疹の消退の有無で紅斑と紫斑を区別するのに有用です．c はメラノーマの性状把握に有用でした．ちなみにですが，拡大鏡ですので，疥癬トンネルや他の皮膚悪性腫瘍の性状把握にも使えます．d は初出ですが，聞いたことのある人も少なくないでしょう．赤外線を利用して，皮膚の熱分布を調べます．e は真菌や原虫の観察に欠かせません．

100G111

活性型ビタミン D_3 外用薬が有効なのはどれか．

a 接触皮膚炎

b 蕁麻疹

c 乾癬

d 癜風

e 疥癬

思考のプロセス

　ビタミン D_3 外用薬といえば，尋常性乾癬が 1 対 1 対応になります．よって，c が正解．

　他の選択肢もみてみましょう．a はIV型アレルギーであり，接触源を避け，起きてしまった湿疹に対してはステロイド外用薬を用います．b は I 型アレルギーであり，抗ヒスタミン薬が有効です．d はマラセチア属という真菌が原因であり，抗真菌薬外用または抗真菌薬入りシャンプーを使用することが有効です．e は外用薬ならフェノトリン，内服薬ならイベルメクチンを用います．

疾患と対応の組合せで正しいのはどれか. **2つ選べ.**

a　Bowen 病 － 経過観察

b　太田母斑 － レーザー療法

c　尋常性白斑 － PUVA 療法

d　リンパ管腫 － 放射線治療

e　単純性血管腫 － 副腎皮質ステロイド薬治療

思考のプロセス

　1つずつみていきましょう. a の Bowen 病は有棘細胞癌の前癌病変であり, 基本は手術療法を行います. b はいいですね. 太田母斑にはレーザー療法を行うことがあります. c もいいですね. 光線療法（特に PUVA 療法）といえば, ①乾癬, ②菌状息肉症, ③尋常性白斑の3つです. ということで, b, c が正解. d, e については覚えなくて OK.

　きちんとポイントをおさえた学習をしていれば, 他の選択肢を完全に除外せずとも気にすることはありません.

45歳の男性。2ヵ月前から生じた右腋窩の皮疹を主訴に来院した。被覆皮膚と癒着し波動を触れる径20mmの皮疹が存在する。腋窩の写真（A）と皮疹部の超音波像（B）とを次に示す。

この皮疹の種類はどれか。

a　丘疹

b　苔癬

c　嚢腫

d　膿疱

e　膨疹

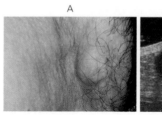
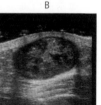

A　　　　　　　　　B

思考のプロセス

　久しぶりに用語の問題ですね。1つずつみていきましょう。a の「丘疹」は「ポツポツ」と覚えればよく、皮膚が小さくもりあがっていることをいいます。湿疹三角の1つでもありますね。今回、皮膚表面の変化には乏しいですし、丘疹は 10 mm 以下が定義ですので否定されます。b は扁平苔癬が代表的で、「苔癬」そのものは丘疹の集まりを意味しています。c は初出なので、一旦飛ばしましょう。d の「膿疱」は水疱の内容物がうみであるもので、白や黄色の水ぶくれとしてみられます。これも湿疹三角の1つですね。e の「膨疹」は真皮の浮腫であり、多くは数時間以内（長くても 24 時間以内）に消失します。よって、残った c が正解。

　なお、「嚢腫」というのは内部に液体成分のある腫瘤のことで、ほとんどが良性疾患です。エコー画像をみると、明らかにくりっと丸い病変がありますね。問題文中の「波動を触れる」というのは、中身が液体成分であることを示唆しています。

　中身が液体ということで d の膿疱と迷った人がいるかもしれませんが、膿疱は表皮内の病変でありすぐ破れてしまいます。一方、嚢腫は真皮以下にでき、破れにくいものです。2ヵ月前から生じているので、膿疱ではなく嚢腫であることがわかりますね。

102G19

組合せで正しいのはどれか.

a　皮内試験 － 接触皮膚炎

b　貼布試験 － サルコイドーシス

c　Tzanck 試験 － 乾癬

d　最少紅斑量試験 － 色素性乾皮症

e　リンパ球刺激試験 － アトピー性皮膚炎

思考のプロセス

　1つずつみていきましょう. 内科の復習になりますが, a の皮内試験は I 型アレルギーを調べるものでしたね. 接触皮膚炎はIV型アレルギーです. b の貼布試験こそがIV型アレルギーを調べる試験ですが, サルコイドーシスは原因不明の肉芽腫性疾患です. c の Tzanck 試験は水疱の細胞診であり, ①天疱瘡, ②単純ヘルペス（HSV）, ③水痘・帯状疱疹（VZV）の 3 つに有用でした. d の最少紅斑量試験は光線過敏症を調べる検査であり, 光線過敏症といえば, ①色素性乾皮症, ②晩発性皮膚ポルフィリン症, ③ SLE, ④種痘様水疱症, ⑤光アレルギー性皮膚炎の 5 つを想起すべきです. e のリンパ球刺激試験（DLST）はIV型アレルギーを調べるものであり, アトピー性皮膚炎は基本的に I 型アレルギーが関与するものです. よって, d が正解.

　内科領域も復習できる良問ですので, 本番前には何度も復習して完璧にしておいてください. お疲れさまでした.

チェック問題 🖉 言葉の定義

- ☐ 皮膚の異常所見の総称を皮疹という
- ☐ 湿疹は表皮の炎症を示し，かゆみを生じる
- ☐ 湿疹は赤色が現在，茶色が過去の炎症を示唆する
- ☐ 膨疹は真皮の浮腫を示し，蕁麻疹が 1 対 1 対応になる
- ☐ 蕁麻疹は I 型アレルギーで起こり，遅くとも 24 時間以内に消失する
- ☐ 蕁麻疹には皮膚描記法が有用であり，紅色の皮疹を誘発する
- ☐ 蕁麻疹には抗ヒスタミン薬が有効である
- ☐ 紅斑は毛細血管の拡張を示す
- ☐ 紫斑は皮内出血を示す
- ☐ 紅斑と紫斑のうち，圧迫で消失するのは紅斑である．この区別する方法を硝子圧法という

チェック問題

チェック問題　✏️　湿疹

- ☐ 湿疹は症候の1つであり，疾患名ではない
- ☐ 湿疹にはステロイド外用薬が有効である
- ☐ アトピー性皮膚炎は主にⅠ型アレルギーが関与する
- ☐ アトピー性皮膚炎では，両側肘屈曲部に湿疹がみられやすい
- ☐ アトピー性皮膚炎には皮膚描記法を行うと，白色の皮疹をきたす
- ☐ 接触皮膚炎はⅣ型アレルギーが関与する
- ☐ 接触皮膚炎の診断には接触歴が重要である
- ☐ 接触皮膚炎の治療は接触源の回避であり，接触源の特定のためには
パッチテストを行う
- ☐ 皮脂の分泌量は湿疹の発生に関係し，多いものは脂漏性皮膚炎，少
ないものは皮脂欠乏性湿疹という
- ☐ 前者は乳児や高齢者の頭部に好発し，洗顔/洗髪が有効である
- ☐ 後者は保湿が有効である
- ☐ 貨幣状湿疹は高齢者の四肢（特に下腿伸側）に好発する
- ☐ 湿疹は紅斑から始まり，落屑で終わる
- ☐ 湿疹は色素沈着を残すこともある

- ☐ 紅斑は毛細血管の拡張を示す
- ☐ 紅斑をみたら画像よりも病歴に着目し，特に服薬歴を確認する
- ☐ 被疑薬としては，抗菌薬，NSAIDs，抗けいれん薬が有名であり，その推定にはパッチテストやリンパ球刺激試験（DLST）を行う
- ☐ 多形滲出性紅斑は薬疹の中では軽症～中等症である
- ☐ Stevens-Johnson 症候群（SJS）に移行したかどうかは粘膜病変（特に眼や口腔内）の有無が大切である
- ☐ TEN に移行したかどうかは Nikolsky 現象の有無が大切である
- ☐ Nikolsky 現象は正常部位の皮膚をこするとその皮膚が剥がれる現象である
- ☐ 薬疹の治療は原因薬剤の中止，ステロイドである
- ☐ SLE では蝶形紅斑がみられる
- ☐ Behçet 病では結節性紅斑がみられる
- ☐ 皮膚結核ではバザン硬結性紅斑がみられる
- ☐ Sjögren 症候群では環状紅斑がみられる
- ☐ リウマチ熱では輪状紅斑がみられる
- ☐ 結核の病理では乾酪壊死や Langhans 巨細胞がみられる

チェック問題 🖉 細菌・ウイルスによる皮膚感染症

- ☐ 皮膚疾患にステロイドを使うときは感染症を必ず除外しておく
- ☐ 皮膚軟部組織感染症には，丹毒，蜂窩織炎，壊死性筋膜炎などがある
- ☐ 皮膚軟部組織感染症では，発熱に加えて圧痛・熱感を伴う皮疹がみられる
- ☐ 皮膚軟部組織感染症では，黄色ブドウ球菌やA群β溶連菌が主な原因菌となるため，治療はβラクタム系の抗菌薬が主体となる
- ☐ 壊死性筋膜炎には広域抗菌薬に加えて，デブリドマンやドレナージが必要となる
- ☐ 伝染性膿痂疹は乳幼児に生じ，黄色ブドウ球菌の毒素やA群β溶連菌の接触感染が原因である
- ☐ 伝染性膿痂疹の症状は皮膚症状のみである
- ☐ 伝染性膿痂疹は幼稚園（保育園）で流行する
- ☐ SSSSは黄色ブドウ球菌の毒素が血流感染したもので，発熱やNikolsky現象陽性がみられるが，粘膜病変はない
- ☐ 非結核性抗酸菌症は汚染水から感染し，手背に生じやすい
- ☐ 非結核性抗酸菌症の治療は，抗菌薬/抗結核薬や温熱療法である
- ☐ 帯状疱疹の原因はVZVの再活性化である
- ☐ 帯状疱疹の皮疹（特に小水疱）は片側性かつ有痛性が特徴であり，痛みだけが先行することがある
- ☐ 3分節以上の領域に小水疱 or 粘膜病変があれば播種性帯状疱疹を考え，個室隔離とする
- ☐ 帯状疱疹の治療はアシクロビル/バラシクロビルの早期投与である
- ☐ 帯状疱疹をみたら，免疫能低下（悪性腫瘍など）の合併を考慮する
- ☐ 尋常性疣贅はヒトパピローマウイルス（HPV）が原因である
- ☐ 尋常性疣贅は手足に生じ，凍結療法が治療となる
- ☐ 伝染性軟属腫はプールで感染する
- ☐ 伝染性軟属腫は自然治癒も見込めるが，ピンセットで摘除するとよい

　✎　**真菌・原虫による皮膚感染症**

- ☐ 皮膚の真菌や原虫を観察するのに KOH 直接鏡検法が役立つ
- ☐ 真菌にはイトラコナゾールなどの抗真菌薬が有効である
- ☐ 白癬は皮疹の辺縁に存在する
- ☐ 白癬は俗に，足部なら水虫，頭部ならしらくも，体部ならぜにたむし，股部ならいんきんたむしという
- ☐ 皮膚カンジダ症は腋窩，陰部，指間，爪周囲に好発する
- ☐ 水に関係する皮膚感染症といえば，①非結核性抗酸菌症，②伝染性軟属腫，③皮膚カンジダ症の 3 つを考える
- ☐ 癜風は汗がリスクとなり，夏に好発する
- ☐ 癜風は体幹にかゆみのない皮疹をきたす
- ☐ 疥癬はヒゼンダニの接触感染によって生じる
- ☐ 疥癬は夜に活発化し，不眠の原因となる
- ☐ 疥癬を疑ったら，疥癬トンネルの有無を確認する
- ☐ 疥癬の治療は，外用ならフェノトリン，内服ならイベルメクチンである

- ☐ Kaposi 水痘様発疹症はアトピー性皮膚炎の皮膚合併症である
- ☐ Kaposi 水痘様発疹症は HSV-1,2 が原因であり，発熱および顔面に急速＆多発する水疱をきたす
- ☐ Kaposi 水痘様発疹症の治療はアシクロビルである
- ☐ 壊疽性膿皮症は潰瘍性大腸炎などの皮膚合併症である
- ☐ 壊疽性膿皮症は急速に拡大する潰瘍をきたす
- ☐ 壊疽性膿皮症は自己免疫が機序のため，ステロイドが有効である
- ☐ 掌蹠膿疱症は慢性扁桃炎，タバコ，金属アレルギーなどの皮膚合併症である
- ☐ 掌蹠膿疱症は手掌や足蹠に皮疹を起こす
- ☐ 掌蹠膿疱症は自己免疫を機序とするため，培養は陰性である
- ☐ Kaposi 肉腫は HIV（AIDS）の皮膚合併症である
- ☐ Kaposi 肉腫は HHV-8 が原因であり，易出血性の黒色の皮疹をきたす
- ☐ 黒色表皮腫は糖尿病などの皮膚合併症である
- ☐ 黒色表皮腫は頸部や腋窩に黒色の乳頭腫をきたす
- ☐ 悪性腫瘍を合併しやすい皮膚疾患は，壊疽性膿皮症，黒色表皮腫，皮膚筋炎，水疱性類天疱瘡，Leser-Trélat 徴候，色素性乾皮症，Sweet 病がある
- ☐ Sweet 病は有痛性紅斑が顔面に好発し，発熱などの全身症状を伴う
- ☐ Sweet 病では好中球が真皮に浸潤している
- ☐ Sweet 病の多くは何らかの感染後に生じるが，血液悪性腫瘍（白血病や MDS など）が隠れていることもある

チェック問題 ✏️ 水疱症

- ☐ 水疱症は中高年に好発する
- ☐ 水疱症は自己免疫を機序とするため，ステロイドが有効である
- ☐ 水疱の細胞診といえば Tzanck 試験であり，①天疱瘡，②単純ヘルペス（HSV），③水痘・帯状疱疹（VZV）に有用である
- ☐ 尋常性天疱瘡は口腔内病変があり，Nikolsky 現象が陽性となる
- ☐ Nikolsky 現象（＋）といえば，① TEN，②尋常性天疱瘡，③ SSSS の 3 つを考える
- ☐ 尋常性天疱瘡は抗デスモグレイン 1,3 抗体が陽性となる
- ☐ 尋常性天疱瘡は表皮下層に水が貯留する
- ☐ 落葉状天疱瘡は口腔内病変がないのが尋常性天疱瘡との違いである
- ☐ 落葉状天疱瘡は抗デスモグレイン 1 抗体が陽性となる
- ☐ 落葉状天疱瘡は表皮上層に水が貯留する
- ☐ 水疱性類天疱瘡は口腔内病変がない，水疱に緊満性がある，かゆみが強いというのが尋常性天疱瘡との違いである
- ☐ 水疱性類天疱瘡は抗 BP180 抗体や抗 BP230 抗体が陽性となる
- ☐ 水疱性類天疱瘡は表皮下（基底膜下）に水が貯留する
- ☐ 水疱性類天疱瘡を診断したら，悪性腫瘍の合併に注意する

- ☐ 角化異常とは角層の肥厚であり，乾癬と扁平苔癬が代表的である
- ☐ 角化異常では Köbner 現象が陽性で，これは正常部位を刺激する
- ☐ 乾癬は感染症ではない！
- ☐ 乾癬では表皮のターンオーバーが 28〜45 日周期から，4〜8 日周期と短くなる
- ☐ 乾癬の皮疹は銀白色である
- ☐ 乾癬のみ Auspitz 現象が陽性となり，これは病変部位を刺激する
- ☐ 乾癬は夏に軽快する
- ☐ 乾癬には関節炎や爪の点状陥凹を合併することがある
- ☐ 乾癬の病理では Munro 微小膿瘍がみられる
- ☐ 乾癬にはステロイド外用，ビタミン D₃ 外用，PUVA 療法が有効である
- ☐ 乾癬にステロイド内服を行うと膿疱性乾癬をきたす恐れがある
- ☐ 扁平苔癬は C 型肝炎ウイルス，歯科金属，薬剤などが原因となる
- ☐ 扁平苔癬の皮疹は紫紅色である
- ☐ また，扁平苔癬の皮疹には光沢や Wickham 線条がみられる
- ☐ 扁平苔癬は口腔内病変をきたす
- ☐ 口腔内病変といえば，①重症薬疹，②尋常性天疱瘡，③扁平苔癬の 3 つを考える
- ☐ 扁平苔癬の治療は原因の除去であり，ステロイド外用を適宜用いる
- ☐ 苔癬化は湿疹が慢性化したものであり，苔癬とは異なる用語である

- ☐ 太田母斑は顔面片側性に青い色素斑を生じる
- ☐ 太田母斑は三叉神経領域に出現する
- ☐ 太田母斑はメラノサイト類似の母斑細胞が真皮で増殖したものである
- ☐ 太田母斑を積極的に治療する場合はレーザー療法が有効である
- ☐ 蒙古斑は日本人の赤ちゃんの臀部にほぼ必発する
- ☐ 蒙古斑は太田母斑とは違って自然消退する
- ☐ ケラトアカントーマは有棘細胞癌と間違われやすい
- ☐ Gibert 薔薇色粃糠疹は若年者にクリスマスツリー様皮疹をきたす
- ☐ イチゴ状血管腫は乳児に好発し，毛細血管からなる腫瘤である
- ☐ 巨大な血管腫は Kasabach-Merritt 症候群（DIC）に注意する
- ☐ 高齢者の黒褐色の疣贅をみたら，脂漏性角化症を考える
- ☐ 脂漏性角化症が急速に多発したものは Leser-Trélat 徴候といい，悪性腫瘍の合併を考える
- ☐ 雀卵斑とはそばかすのことである
- ☐ 雀卵斑は日光が誘因になり，夏に悪化する
- ☐ 肝斑はしみのことである
- ☐ 肝斑は日光が誘因になるため，日焼け止めで予防しておきたい
- ☐ 色素性母斑はほくろのことである
- ☐ 色素性母斑は悪性黒色腫（メラノーマ）との鑑別が重要である
- ☐ 尋常性痤瘡はにきびのことである
- ☐ 尋常性痤瘡はアクネ菌が原因といわれており，スキンケアや生活の改善でも悪化する場合は抗菌薬などの薬剤を用いる

チェック問題 ✏️ 悪性腫瘍

- ☐ 悪性腫瘍を示唆するのは「中高年」「不整な形状」「拡大傾向」「病理」などのワードである
- ☐ 病理では N/C 比の上昇（≒核の腫大）に注目する
- ☐ 皮膚悪性腫瘍の基本治療は手術である
- ☐ メラノーマはメラノサイトから発生する
- ☐ メラノーマは日本人の場合，手掌や足底に好発する
- ☐ メラノーマには生検が禁忌である
- ☐ メラノーマと色素性母斑の鑑別にはダーモスコピーが有用である
- ☐ メラノーマは転移しやすいため，センチネルリンパ節生検を行ってリンパ節郭清の有無を検討する場合もある
- ☐ 有棘細胞癌は日光，熱傷，放射線などがリスクとなる
- ☐ 有棘細胞癌は進行すると悪臭を伴うことがある
- ☐ 有棘細胞癌はケラトアカントーマとの鑑別が重要である
- ☐ 有棘細胞癌はリンパ節転移しやすく，予後は不良である
- ☐ 有棘細胞癌の病理では癌真珠が特徴的である
- ☐ 有棘細胞癌の前癌病変は Bowen 病・光線角化症である
- ☐ 基底細胞癌は日光がリスクであり，顔面（鼻など）に好発する
- ☐ 基底細胞癌はリンパ節転移しにくく，予後は比較的良好である
- ☐ 基底細胞癌の発生母地は脂腺母斑である
- ☐ 乳房外 Paget 病はアポクリン汗腺から発生する
- ☐ 乳房外 Paget 病は湿疹と誤診されやすい
- ☐ 乳房外 Paget 病の病理では表皮内の明るい大型の細胞がみられる
- ☐ 菌状息肉症は T 細胞系のリンパ腫であり，難治性の皮疹をきたす
- ☐ 菌状息肉症は基本的に緩徐進行型である
- ☐ 菌状息肉症に紅皮症，リンパ節腫大，末梢血の異型リンパ球の増加がみられたものを Sézary 症候群という
- ☐ 菌状息肉症の治療は光線療法（PUVA 療法など）である

- [ ] 神経皮膚症候群は「出生時から存在する皮疹」や「成長とともに増大する皮疹」がキーワードとなる
- [ ] 神経皮膚症候群に根治的な治療はなく，対症療法が基本となる
- [ ] 神経線維腫症1型は常染色体優性遺伝（AD）の遺伝形式をとる
- [ ] 神経線維腫症1型では Café au lait 斑，雀卵斑様色素斑，神経線維腫といった皮膚病変をきたす
- [ ] 神経線維腫症1型には骨格異常（側弯など）など多彩な合併症がみられる
- [ ] 神経線維腫症2型には両側の聴神経腫瘍がみられやすい
- [ ] 結節性硬化症は常染色体優性遺伝（AD）の遺伝形式をとる
- [ ] 結節性硬化症といえば，血管線維腫，葉状白斑，てんかん（West 症候群など）の3つが代表的である
- [ ] 結節性硬化症には心横紋筋腫や爪囲線維腫など多彩な合併症がみられる
- [ ] Sturge-Weber 症候群といえば，顔面の血管腫，緑内障（牛眼），てんかんの3つが代表的である
- [ ] Sturge-Weber 症候群の顔面血管腫は三叉神経領域に生じる

チェック問題 🖉 光線過敏症

- ☐ 光線過敏症は最少紅斑量（MED）が低下した状態である
- ☐ 上記を調べるには光線照射テストが有用である
- ☐ 光線過敏症には遮光が有効である
- ☐ 光線過敏症には光線療法（PUVA療法など）は禁忌となる
- ☐ 光線過敏症といえば，色素性乾皮症，晩発性皮膚ポルフィリン症，SLE，種痘様水疱症，光アレルギー性皮膚炎の5つを考える
- ☐ 色素性乾皮症は常染色体劣性遺伝（AR）の遺伝形式をとる
- ☐ 色素性乾皮症は（雀卵斑様の）色素沈着，神経症状，失明，皮膚悪性腫瘍を合併する
- ☐ 晩発性皮膚ポルフィリン症はアルコールの長期摂取が原因である
- ☐ 晩発性皮膚ポルフィリン症ではワインカラー尿が特徴的である
- ☐ 若い女性の光線過敏症といえばSLEをまず考える
- ☐ 種痘様水疱症はEBウイルスが原因となり，小児に好発する
- ☐ 光アレルギー性皮膚炎の原因薬剤としては，サイアザイド系，NSAIDs，ニューキノロン系抗菌薬が有名である
- ☐ 光アレルギー性皮膚炎の原因薬剤の特定には光パッチテストや内服照射試験が有用である

- ☐ 褥瘡は持続的な圧迫による皮膚の血行障害が主な原因である
- ☐ 褥瘡は発赤から始まり，潰瘍・皮膚壊死へと進行していく
- ☐ 褥瘡は仙骨部，坐骨部，踵骨部に好発する
- ☐ 褥瘡のリスクは高齢者，寝たきり，低栄養，自律神経障害などがある
- ☐ 褥瘡の治療といえば，①デブリドマン，②十分な洗浄，③適度な湿潤環境の保持である
- ☐ 褥瘡に感染徴候があれば抗菌薬や消毒薬の追加を検討する
- ☐ 褥瘡の予防といえば，①除圧，②スキンケア，③原因の除去（特に栄養管理）である
- ☐ 除圧には体位変換や体圧分散寝具が有用である

- [ ] 白斑はメラニンの消失で起こる脱色素斑である
- [ ] 尋常性白斑は自己免疫を機序とし，ステロイド外用や光線療法（PUVA療法など）が有効である
- [ ] 光線療法（PUVA療法など）といえば，①乾癬，②菌状息肉症，③尋常性白斑の3つを考える
- [ ] 白斑は結節性硬化症，Vogt-小柳-原田病，巨赤芽球性貧血などでもみられる
- [ ] 脱毛症といえば，① Celsus 禿瘡，②円形脱毛症，③男性型脱毛症の3つを考える
- [ ] Celsus 禿瘡は頭部白癬に炎症が加わったものであり，抗真菌薬が有効である
- [ ] 円形脱毛症は自己免疫を機序とするため，ステロイドが有効である
- [ ] 男性型脱毛症は男性ホルモンが強く影響するため，抗アンドロゲン製剤が有効である
- [ ] なお，抜毛症は精神科疾患の要素が強く，思春期の女性に好発する
- [ ] 固定薬疹は同一薬剤で同一部位に繰り返す皮疹を生じる
- [ ] 薬剤性過敏症症候群（DIHS）は抗てんかん薬（特にカルバマゼピン）などによって生じる特殊な重症薬疹である
- [ ] 薬剤性過敏症症候群（DIHS）では抗 HHV-6 抗体の上昇がみられる
- [ ] ケロイドは創部を越えて正常皮膚にまで線維成分の増殖がみられる反応性変化である
- [ ] ケロイドは肥厚性瘢痕と異なり，難治性かつ拡大傾向を示す
- [ ] ケロイドには侵襲的な処置をできるだけしない
- [ ] うっ滞性皮膚炎は立ち仕事の多い人の下肢に好発し，下腿浮腫や下肢静脈瘤を合併しやすい
- [ ] 血管性浮腫は眼瞼や口唇に蕁麻疹を起こし，気道浮腫が問題になる
- [ ] 肥満細胞症は小児に好発し，繰り返す膨疹や色素斑がみられる
- [ ] 肥満細胞症では Darier 徴候が特徴的である
- [ ] 肥満細胞症には抗ヒスタミン薬が有効であり，NSAIDs は避けるべきである
- [ ] グロムス腫瘍は爪下に好発し，血管肉腫は頭部に好発する
- [ ] ステロイド外用薬の副作用といえば，①紅斑・紫斑，②皮膚萎縮，③酒さ様皮膚炎の3つを考える
- [ ] ステロイド外用薬で皮膚病変が悪化すれば酒さ様皮膚炎もしくは診断の間違い（特に皮膚感染症）を考える

欧文

Auspitz 現象　91, 180
BCC（基底細胞癌）　116
Behçet 病　26
Bowen 病　116
　──〈まとめ〉　120
Café au lait 斑　129
Celsus 禿瘡　55, 161
Darier 徴候　164, 180
DIHS（薬剤性過敏症症候群）　163
　──〈まとめ〉　167
Gibert 薔薇色粃糠疹　103
HIV　66
Kaposi 水痘様発疹症　65
　──〈まとめ〉　69
Kaposi 肉腫　66
　──〈まとめ〉　70
Kasabach-Merritt 症候群　103
Köbner 現象　91, 180
KOH 直接鏡検法　54, 180
Leser-Trélat 徴候　104, 180
Munro 微小膿瘍　93
NF-1　129
　──〈まとめ〉　132
NF-2　130
Nikolsky 現象　24, 80, 180
Pringle 病〈まとめ〉　132
PUVA 療法　92, 181

SAPHO 症候群　75
SCC（有棘細胞癌）　115
Sézary 症候群　118
Sjögren 症候群　26
SLE　26, 141
SSSS（ブドウ球菌性熱傷様皮膚症候群）　37
Stevens-Johnson 症候群（SJS）　24
Sturge-Weber 症候群　131
　──〈まとめ〉　133
Sweet 病　68
　──〈まとめ〉　71
TEN（中毒性表皮壊死症）　24
Tzanck 試験　79, 181
von Recklinghausen 病　129
Wickham 線条　94
XP（色素性乾皮症）　141

和文

あ

悪性黒色腫　114
　──〈まとめ〉　119
悪性腫瘍　67, 81, 113
　──〈まとめ〉　119
アトピー性皮膚炎　13
　──〈まとめ〉　17

い

イチゴ状血管腫　103

イベルメクチン　181
イボ〔疣贅〕　40

う

うっ滞性皮膚炎　164
　——〈まとめ〉　167

え

壊死性筋膜炎　36
壊疽性膿皮症　65
　——〈まとめ〉　69
円形脱毛症　162

お

太田母斑　102
　——〈まとめ〉　107
温熱療法　181

か

疥癬　57
　——〈まとめ〉　60
角化異常　90
　——〈まとめ〉　95
合併症としての皮膚病変　65
　——〈まとめ〉　69
貨幣状湿疹　15
環状紅斑　26
乾癬　90
　——の治療　92
肝斑〔しみ〕　105

き

基底細胞癌〔BCC〕　116
　——〈まとめ〉　120
丘疹　15
胸肋鎖関節炎　75

菌状息肉症　118
　——〈まとめ〉　121

く

クリスマスツリー様皮疹　103
グロムス腫瘍　164

け

経過観察　102
　——〈まとめ〉　107
結痂　16
血管性浮腫　164
結節性硬化症　130
　——〈まとめ〉　132
結節性紅斑　26
ケラトアカントーマ　103
ケロイド　163
　——〈まとめ〉　167

こ

口腔内病変　94
光線角化症　116
　——〈まとめ〉　120
光線過敏症　140
　——〈まとめ〉　143
光線療法　161, 181
紅斑　7, 15, 22
　——〈まとめ〉　28
黒色表皮腫　67
　——〈まとめ〉　70
固定薬疹　162
　——〈まとめ〉　166
股部白癬　55

さ・し

最少紅斑量試験　181

色素性乾皮症（XP） 141
──〈まとめ〉 143
色素性蕁麻疹 164
──〈まとめ〉 168
色素性母斑（ほくろ） 105
色素沈着 16
自然消退しにくいもの〈まとめ〉 108
自然消退するもの〈まとめ〉 107
脂腺母斑 117
湿潤 15
湿疹 5, 13
──〈まとめ〉 17
湿疹三角 4, 15
紫斑 7
しみ（肝斑） 105
雀卵斑（そばかす） 105
雀卵斑様色素斑 129
酒さ様皮膚炎 165
種痘様水疱症 142
──〈まとめ〉 143
硝子圧法 7, 180
小水疱 15
掌蹠膿疱症 66
──〈まとめ〉 70
褥瘡 149
──〈まとめ〉 153
脂漏性角化症 104
脂漏性皮膚炎 14, 57
──〈まとめ〉 18
神経線維腫 129
神経線維腫症1型 129
──〈まとめ〉 132
神経線維腫症2型 130
神経皮膚症候群 129
──〈まとめ〉 132
尋常性乾癬 90

──〈まとめ〉 95
尋常性痤瘡（にきび） 105
尋常性天疱瘡 80
──〈まとめ〉 83
尋常性白斑 161
──〈まとめ〉 166
尋常性疣贅 40
──〈まとめ〉 44
蕁麻疹 6
──〈まとめ〉 9

す

水疱症 79
──〈まとめ〉 83
水疱性類天疱瘡 81
──〈まとめ〉 84
ステロイド外用薬の副作用 165

せ・そ

接触皮膚炎 14, 57
──〈まとめ〉 17
そばかす（雀卵斑） 105

た

ダーモスコピー 114, 181
帯状疱疹 39
──〈まとめ〉 44
苔癬 94
体部白癬 55
多形滲出性紅斑 24
脱毛症 161
──〈まとめ〉 166
男性型脱毛症 162
丹毒 36

ち

中毒性表皮壊死症〔TEN〕 24
蝶形紅斑 26

て

伝染性軟属腫 41
　──〈まとめ〉 44
伝染性膿痂疹 36
　──〈まとめ〉 42
癜風 57
　──〈まとめ〉 60

と

凍結療法 181
頭部白癬 55
床ずれ 149
とびひ 36

に

にきび（尋常性痤瘡） 105
日光角化症 116
乳児血管腫 103
乳房外 Paget 病 117
　──〈まとめ〉 121

の

膿疱 15
膿疱性乾癬 92

は

白癬 55
　──〈まとめ〉 59
バザン硬結性紅斑 26
播種性帯状疱疹 40
抜毛症 162

晩発性皮膚ポルフィリン症 141
　──〈まとめ〉 143

ひ

光アレルギー性皮膚炎 142
　──〈まとめ〉 144
非結核性抗酸菌症 37
　──〈まとめ〉 43
皮脂欠乏性湿疹 15
皮疹 3
ヒゼンダニ 57
ビタミン D_3 外用 181
皮膚悪性腫瘍 113
皮膚炎 5
皮膚カンジダ症 56
　──〈まとめ〉 59
皮膚感染症 35, 54
　──〈まとめ〉 59
皮膚結核 26, 38
皮膚軟部組織感染症 35
　──〈まとめ〉 42
皮膚描記法 6, 13, 180
肥満細胞症 164
　──〈まとめ〉 168

ふ

フェノトリン 181
ブドウ球菌性熱傷様皮膚症候群〔SSSS〕 37
　──〈まとめ〉 43
フルニエ壊疽 36

へ

扁平苔癬 94
　──〈まとめ〉 95

ほ

蜂窩織炎　36
膨疹　6
ほくろ（色素性母斑）　105

み・め・も

水虫　55
メラノーマ　114
　　──〈まとめ〉　119
蒙古斑　102

や

薬剤性過敏症症候群（DIHS）　163
　　──〈まとめ〉　167
薬疹　23, 162
　　──〈まとめ〉　28

　　──の重症度　24

ゆ

有棘細胞癌（SCC）　115
　　──〈まとめ〉　119
疣贅（イボ）　40

ら

落屑　16
落葉状天疱瘡　80
　　──〈まとめ〉　83

り・ろ

リウマチ熱　26
輪状紅斑　26
老人性疣贅　104